見るだけで勝手に記憶力がよくなるドリル 3

2019年度
記憶力日本選手権大会優勝者
池田義博

サンマーク出版

1 記憶を強く刻み込むカギは「ひらめき」

本書を手に取ってくださり心より感謝申し上げます。『見るだけで勝手に記憶力がよくなるドリル』シリーズも、おかげさまで3作目。刊行ごとにいただく「続編はいつですか」という声を、とてもうれしく思っております。

さて、ここでは「記憶力ドリル」に初めて挑戦する方向けに、記憶の仕組みと記憶力ドリルの正しいやり方をご紹介していきます。1作目や2作目に挑戦してくださった方は6ページにお進みくださいませ。

記憶力をよくするカギは「感情」が握っています。それを如実に示しているのが子どもたちの記憶力です。**彼らの記憶力が優れている理由は、好奇心の旺盛さが関係しています。**まず興味をもったことへのワクワク感には脳の「扁桃体（へんとうたい）」を刺激する効果があり、その刺激は隣にある「海馬」にも影響します。海馬は記憶を管理する場所なので、好奇心が旺盛な状態をつくると記憶を強く刻み込みやすくなるのです。

本シリーズでは、子どものころと同じように脳に強いインパクトを与えて自然に記憶力をアップさせる方法をご紹介しています。

その方法とはものごとの見方を変え「ひらめく」こと。例えば「最初は気づいていなかったことを途中で発見した瞬間の感覚」です。マンガでよく見る、アイデアがひらめいて電球が頭の上で光るあの状態ですね。「わかった！」「見つけた！」というインパクトで「記憶スイッチ」がオンになり、覚える状態が整うため勝手に記憶力がよくなるのです。

2 ひらめきセンサーを磨く「記憶力ドリル」の解き方

本書では、ひらめきを得る意識を「ひらめきセンサー」と呼んでいます。記憶スイッチをオンにし、集中力もアップさせるひらめきセンサーには5つの種類があります。

1 探知センサー

隠れているものを見つけ出した快感が脳に記憶させる

2 分類センサー

共通点が覚える量を圧縮し、記憶できる情報を増やす

3 照合センサー

知識を活用し、記憶の効率化を促進。無駄なく脳に記憶させる

4 **イメージセンサー**

イメージの力で、脳が秘めた記憶力を存分に発揮する

5 **関連センサー**

結びつけられた情報ほど、必要なときに頭から取り出しやすい

本書の「記憶力ドリル」は、ひらめきセンサーを楽しく磨きながら、記憶力をアップさせていくので、**正解しなくても大丈夫。集中して考えることに意味があるので、時間を気にせずリラックスしながら楽しく解いてください。**行う時間も解く順番も自由です。あえて申し上げるなら、頭が働きやすい「起床後から午前10時まで」「午後4時から夕食前まで」に取り組むことと、章ごとに行うことをおすすめします。1日2問ずつ進めると35日で完了しますが、あくまで目安です。ご自分のペースで進めてください。

繰り返し解くなら、答えを忘れたころに取り組むか、前作・前々作と交互に行うと、新鮮な刺激によって脳が効果的に稼働します。苦手な章を重点的に解くのもよい方法です。

3

「暗唱チャレンジ」で記憶力が何倍にも高まる

本書には、1作目や2作目に取り組んだ方の記憶力をさらに高めるための「暗唱チャレンジ」も収録してあります。

暗唱とは、文章を一度頭に入れてから、何も見ずに声に出すことです。暗唱するには「内容の理解」「イメージ化」「復習」「アウトプット」といった、脳の記憶の仕組みをフル活用しなければなりません。**つまり文章を記憶してアウトプットすることは、効率よく記憶力をアップできるトレーニングともいえるのです。**

少し難しい言葉を使いますが、心理学的には「記銘（覚える）↓保持（覚えておく）↓想起（思い出す）」という3つの段階を経て初めて記憶できます。暗唱は、この3つの要素を含んでいるのです。次の5つを意識しながら取り組んでみましょう。

1 内容を理解する

内容がわからないものを覚えようとしても脳は拒絶反応を示します。ですから、まず内容を理解して記憶の下準備をしましょう。

2 文章を映像化する

脳には、文字よりも映像のほうが記憶に残りやすいという性質があります。文章の内容を頭のなかで映像化してみましょう。

3 感情を動かす

感情が動くと海馬が刺激され、記憶が強化されるとご説明しました。文章を覚えるときにも内容を味わって感情を動かしてみてください。

4 なるべく文章を見ない

文章をできるだけ隠して記憶し、思い出せない文だけ確認するほうが、効率よく覚えられるという研究結果があります。

5 文章を声に出す

声に出して、聴覚も使いながら覚えましょう。五感を多く使うと記憶は強化されます。アウトプットには頭に残りやすくする効果も。

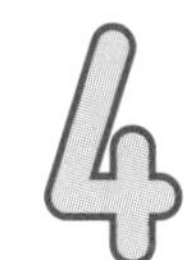

試験や資格の勉強が驚くほどはかどる暗唱の取り組み方

暗唱チャレンジは、膨大な量を記憶しなければならない試験や資格の勉強にも役立ちます。7ページのポイントを意識しながら次の例文暗唱にチャレンジしましょう。

この文章を覚えてみましょう

りんごが三かごのってる車、ころころいつた。子供が押した。（りんごが一かごあちらで売れた。）

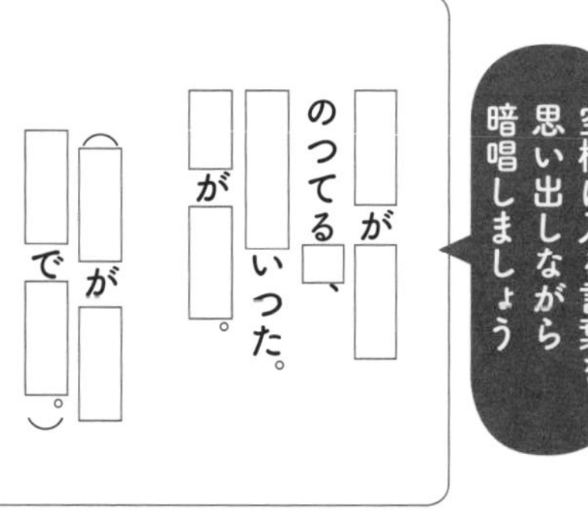

『りんごの車』新見南吉

りんごが二かご
木箱の車、
ころころいつた。
子供が押した。
(りんごが一かご
こちらで売れた。)

りんごが一かご
のこつた車、
ころころいつた。
子供が押した。
(りんごが一かご
どこかで売れた。)

帰りは子供が
のつてる車、
ころころいつた、
お家の方へ。

□が□
□の□、
□いつた。
□が□。
(□が□
□で□。)

□が□
のこつた□、
□いつた。
□が□。
(□が□
□で□。)

□は□が
のつてる□、
□いつた、
□の方へ。

いきなり完璧にできなくても大丈夫。本書の2つの暗唱チャレンジを繰り返したり、自分の好きな文章で練習したりしてみてください。

はじめに

1章 探知センサードリル

CONTENTS

2章 分類センサードリル

照合センサードリル

4章 イメージセンサードリル

5章 関連センサードリル

ブックデザイン　五味朋代＋江部憲子（フレーズ）
イラスト　森海里
ＤＴＰ　茂呂田剛＋畑山栄美子（有限会社Ｍ＆Ｋ）
校正　株式会社ぷれす
編集　蓮見美帆（サンマーク出版）

探知センサードリル

探知センサードリル

1

隠れている言葉を探す

表のなかにそれぞれのお題に関する10個の言葉が隠れています。できるだけ早く見つけてください。

文字を読む方向は上から下、左から右の2方向のみです。

例題 表のなかに隠れている「飲みものの名前」を10個見つけてください。

か	み	ず	ぱ	し	こ	む	さ	い	だ	ー
ぐ	ぞ	ふ	ぽ	こ	こ	け	ぬ	ず	も	き
び	ー	る	ぬ	で	あ	ぱ	く	け	ぎ	ぱ
ひ	ぶ	よ	ぐ	ふ	ん	る	ゃ	き	ゅ	っ
も	ら	づ	だ	ひ	の	な	た	め	う	ぢ
う	そ	り	ん	ご	じ	ゅ	ー	す	に	こ
め	く	じ	ら	こ	う	ざ	い	ぱ	ゅ	す
し	ぐ	こ	に	ー	り	て	め	ぷ	う	ぷ
ゅ	り	ー	ね	ひ	ろ	む	よ	み	ら	で
ご	の	ら	か	ー	ぜ	い	び	わ	い	ん

か	み	ず	ぱ	し	こ	む	さ	い	だ	ー
ぐ	ぞ	ふ	ぽ	こ	こ	け	ぬ	ず	も	き
び	ー	る	ぬ	で	あ	ぱ	く	け	ぎ	ぱ
ひ	ぶ	よ	ぐ	ふ	ん	る	ゃ	き	ゅ	っ
も	ら	づ	だ	ひ	の	な	た	め	う	ぢ
う	そ	り	ん	ご	じ	ゅ	ー	す	に	こ
め	く	じ	ら	こ	う	ざ	い	ぱ	ゅ	す
し	ぐ	こ	に	ー	り	て	め	ぷ	う	ぷ
ゅ	り	ー	ね	ひ	ろ	む	よ	み	ら	で
ご	の	ら	か	ー	ぜ	い	び	わ	い	ん

探知センサードリル

2

目だけを動かす

目だけを動かして数字や図を順にたどっていってください。
できるだけ顔は動かさないようにします。

例題 目だけを動かして1から10まで順にたどってください。できるだけ顔は動かさないようにします。

10	2		8
5	9	1	
3			
6	7		4

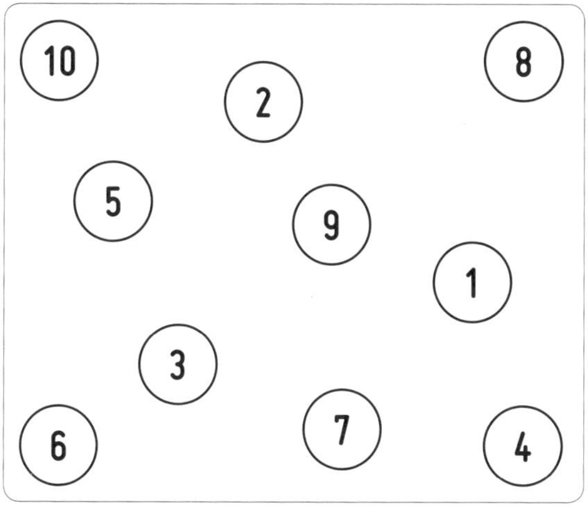

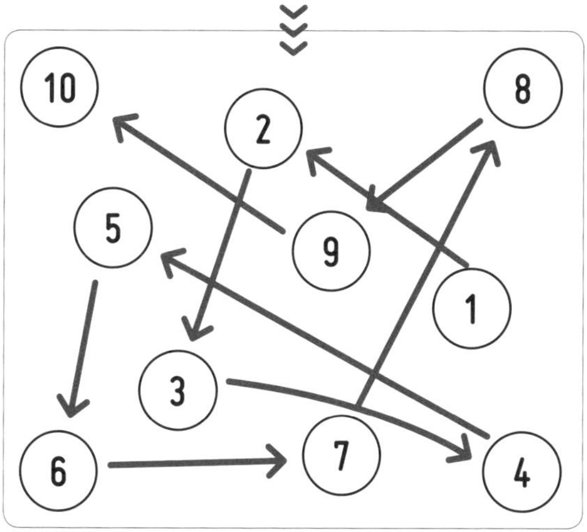

探知センサードリル

3

見方を変えて文章を読む

文章のなかに、お題に関する言葉が5つ隠れています。句読点やかぎかっこを無視しながら文章を読み、隠れた言葉をできるだけ早く、すべて見つけてください。

例題 文章のなかに「色の名前」が5つ隠れています。句読点や、「」は省き、漢字をひらがなに直して見つけてください。

うちの近所に親友が住んでいる。名前は田村佐紀。明るくにぎやかな性格で、先生からしょっちゅう「静かにしろ」と怒られるほどだ。一方私は消極的で、友達づくりにもいつも苦労する。佐紀とは正反対の性格だ。

うちの近所に親友が住んでいる。名前は田村佐紀。明るくにぎやかな性格で、先生からしょっちゅう「静かにしろ」と怒られるほどだ。一方私は消極的で、友達づくりにもいつも苦労する。佐紀とは正反対の性格だ。

きん　むらさき　あか
しろ　くろ

探知センサードリル❶

1

表のなかに隠れている「宝石の名前」を10個見つけてください。読む方向は上から下、左から右です。

ガ	ー	ネ	ッ	ト	ク	ド	オ	ヤ	ヅ	パ
キ	ヒ	ボ	パ	ダ	ニ	ソ	イ	ヘ	ゾ	ー
ロ	サ	フ	ァ	イ	ア	カ	ワ	ル	メ	ル
ギ	イ	ク	ヘ	ヤ	ヤ	バ	テ	ビ	コ	サ
レ	ゲ	リ	ゾ	モ	タ	ト	パ	ー	ズ	ペ
オ	デ	ス	リ	ン	マ	ン	コ	パ	ミ	ハ
パ	ギ	タ	イ	ド	ヤ	ベ	ス	ヒ	リ	オ
ー	ベ	ル	ト	レ	ヤ	ョ	ボ	ス	ケ	ロ
ル	ム	グ	オ	ヤ	バ	ガ	ヨ	イ	モ	ヤ
ケ	ナ	グ	エ	メ	ラ	ル	ド	メ	パ	セ

探知センサードリル❶

2

表のなかに隠れている「県名」を10個見つけてください。
読む方向は上から下、左から右です。

す	る	し	お	ろ	ま	す	げ	や	き	お
や	が	に	い	が	た	ち	わ	づ	か	と
ま	ょ	ぞ	は	ほ	ふ	く	お	か	め	く
な	ろ	そ	し	に	あ	そ	に	ぺ	あ	し
し	わ	む	ず	ず	お	ぬ	ご	や	ひ	ま
ぞ	か	く	お	わ	も	じ	ふ	れ	ろ	ち
か	や	け	か	く	り	へ	あ	ま	し	む
ゆ	ま	う	ざ	け	げ	ま	ぐ	と	ま	し
ご	ぐ	い	ば	ら	き	ん	ば	た	め	ゃ
じ	ょ	う	に	で	ぎ	お	き	な	わ	く

探知センサードリル❶

3

表のなかから「1、2、3、4、5」の順に並んだ5マスを10個見つけてください。並び順は上から下、左から右の方向です。

1	2	3	1	4	3	1	2	3	4	2
2	1	4	1	3	4	2	5	4	5	1
5	2	3	2	1	2	3	4	5	1	2
1	3	4	3	1	1	4	4	3	2	3
1	2	3	4	5	1	5	4	3	3	4
2	1	1	5	5	2	3	4	1	4	1
3	2	3	1	2	3	4	1	2	3	2
4	4	1	2	3	4	5	2	3	1	3
5	1	2	3	4	5	1	3	4	2	4
1	2	3	4	2	4	1	2	3	4	5

表のなかから「♠♥♦♣」でできた、4マス（縦2マス、横2マス）を10個見つけてください。マークの並び方は問いません。

補足 たとえば ♠♥/♦♣ ♣♠/♦♥ のように、すべてのマークが入っていれば、どのマスにどのマークが入っていてもOKです。

♠	♥	♠	♥	♦	♠	♥	♣	♦	♥	♣
♥	♣	♥	♣	♥	♠	♦	♥	♥	♠	♦
♦	♠	♥	♠	♣	♥	♣	♣	♦	♥	♠
♦	♣	♠	♣	♦	♣	♦	♠	♣	♦	♦
♣	♠	♥	♦	♠	♣	♦	♣	♠	♥	♣
♠	♦	♠	♦	♥	♠	♦	♣	♥	♣	♦
♣	♥	♠	♣	♣	♦	♥	♦	♣	♦	♠
♥	♠	♦	♠	♥	♣	♣	♦	♠	♣	♦
♥	♦	♠	♥	♣	♦	♥	♠	♦	♦	♠
♠	♣	♣	♠	♥	♣	♦	♠	♥	♥	♣

探知センサードリル❷

1

スタートから順に目でたどりながら「玉子料理の名前」を7つ見つけてください。

スタート

マ	タ	キ	ヤ	ツ				ゾ	ホ	ヅ	ポ	ペ				ラ
ゴ				ア				ド				ヤ				ド
ニ				イ				ド				ゴ				ベ
ン				コ				フ				マ				ト
ゲ				バ				ゲ				タ				ザ
ピ	ケ	ピ	パ	ヤ	ブ	チ	ャ	ア	ワ	ン	ム	デ	シ	ペ		ヌ
				ズ				ブ				ユ		ナ		ン
				コ				ヅ				ダ		ュ		チ
				ヒ				ゼ				ナ		オ		ハ
レ	ム	オ	グ	ン	プ	ハ	リ	ム	ヤ	ン	ド	コ	コ	ヤ		テ
ツ				シ				イ				デ				ギ
ト				メ				ユ				ビ				ゼ
ヒ				ゴ				フ				ハ				メ
ホ				ン				オ				ル				ダ
ビ				ソ	ス	イ	ラ	ム				ヅ	イ	キ	ヤ	マ

ゴール

①〜④の数字をスタートし、どこにたどり着くか線を目で追ってください。できるだけ顔は動かさないようにします。スタート地点の数字と途中の数字で計算も行いましょう。

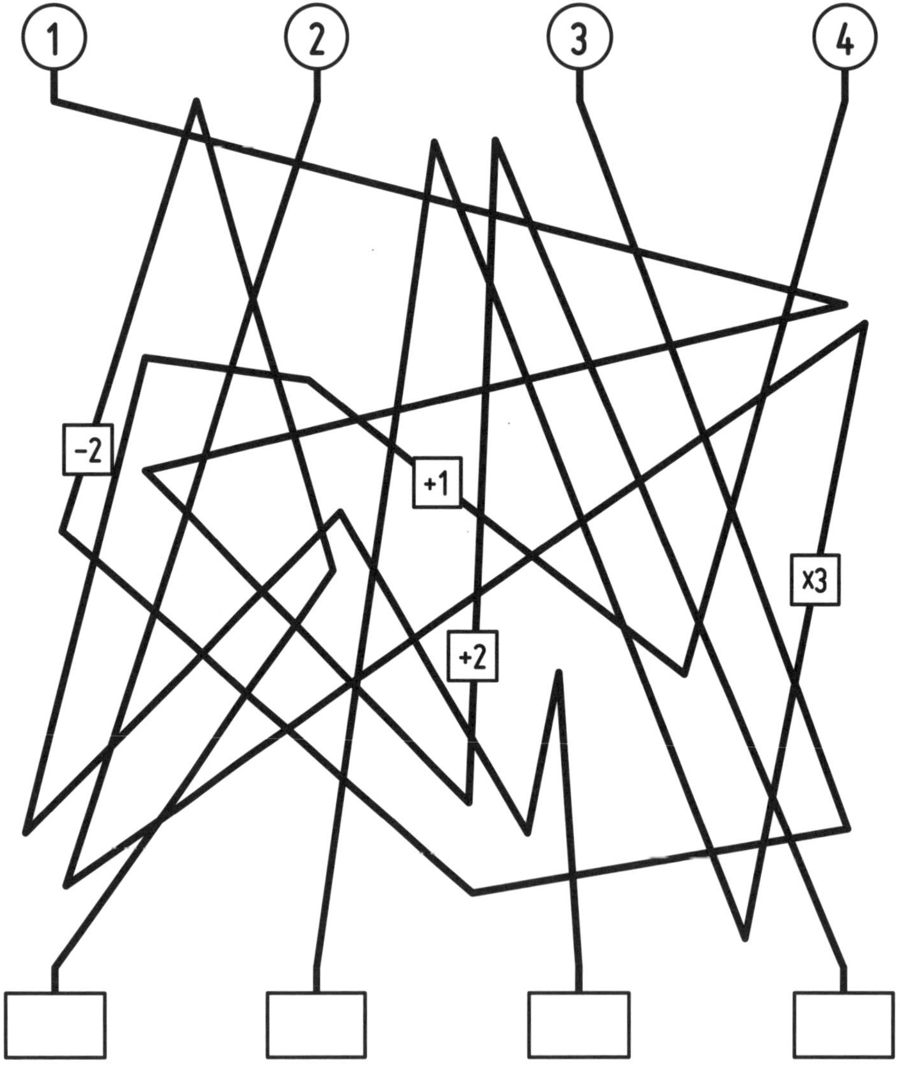

①　②　③　④

−2　+1　+2　×3

探知センサードリル❷

3

目だけを動かして1から30まで順に数字をたどってください。できるだけ顔は動かさないようにします。

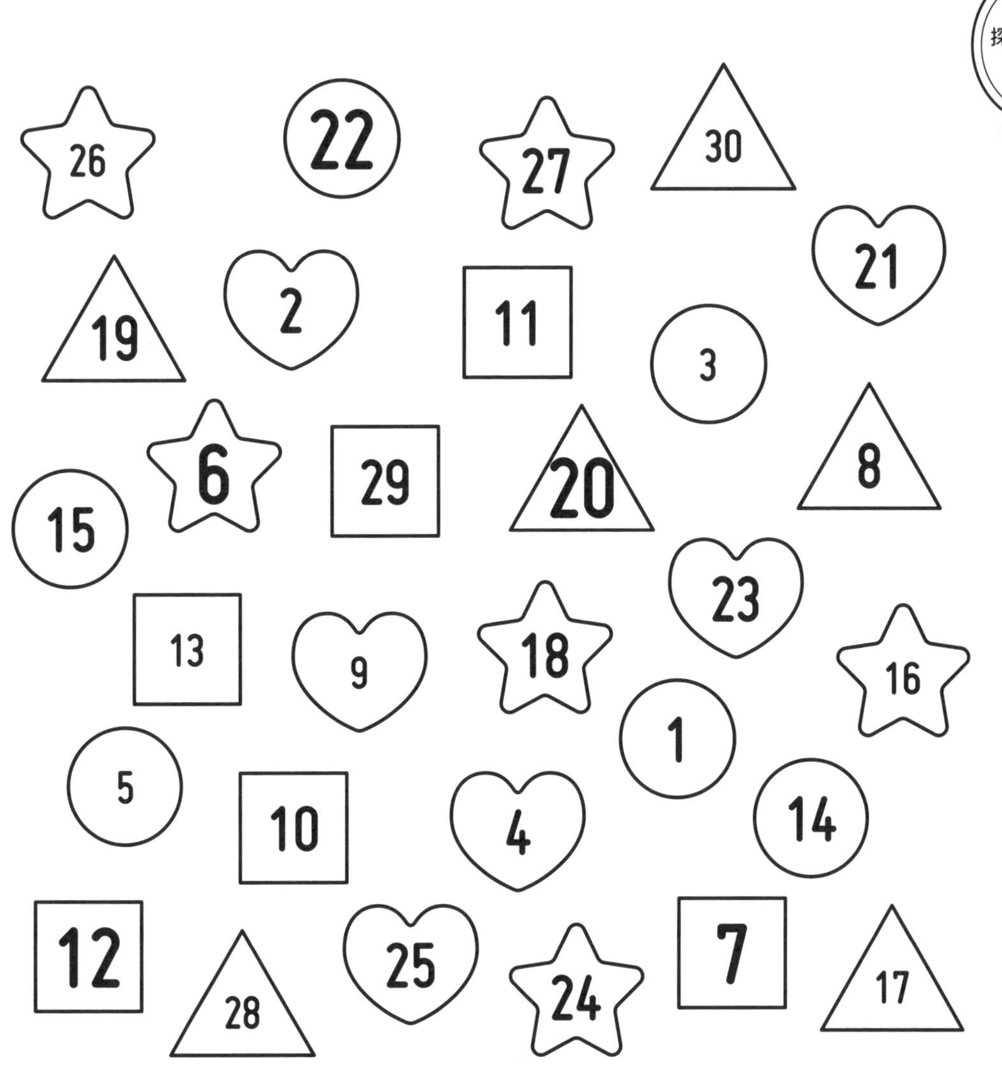

探知センサードリル❷

4

スタートから順に目でたどりながら図（😀）の数を数えてください。できるだけ顔は動かさないようにします。

ヒント　交差する箇所は2回数えないように気をつけましょう。

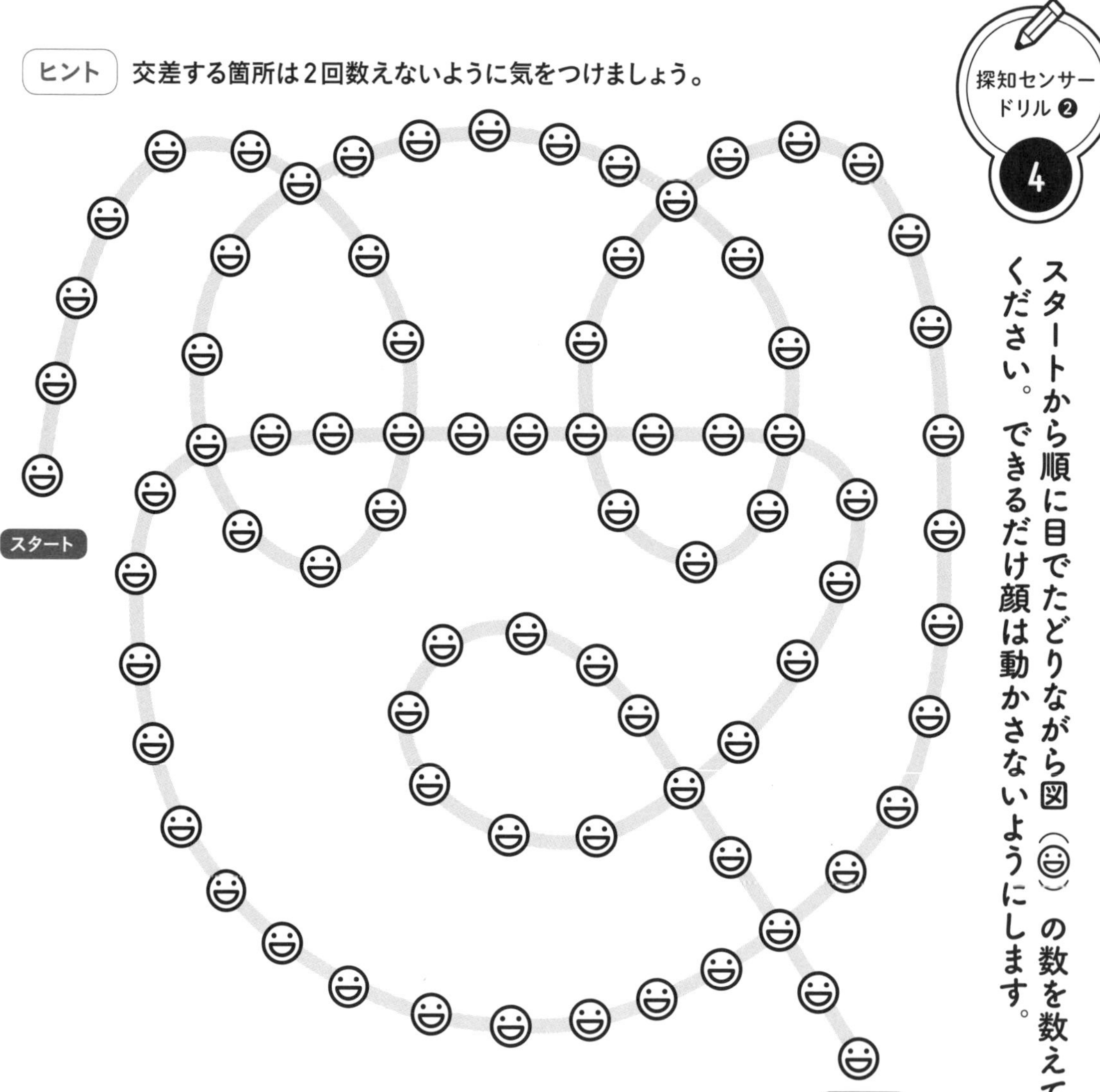

探知センサードリル❸

1

文章のなかに「魚の名前」が5つ隠れています。句読点や、「　」は省き、漢字をひらがな、カタカナに直して見つけてください。

今日は町内の将棋大会の日。「山田さん、待った!」相手の井上さんから声がかかった。でも待てるわけない。優勝賞品がものすごく豪華なのだ。ここまでくるのに熾烈なサバイバルをくぐり抜けてきた。優勝するためにはこの井上さんを避けては通れない。この勝負、必ず勝つ。俺の勢いは誰にも止めさせない。

探知センサードリル❸

2

文章のなかに「動物の名前」が5つ隠れています。句読点や、「」は省き、漢字をひらがな、カタカナに直して見つけてください。

昨日すごく怖い夢を見た。今思い出してもぞ
うっとするほどだ。最初はとても旨い料理を食
べていた。違ってきたのはその後。最後まで
食べ終わったとたん、扉の向こうから怪物が
やってきて囚われの身になってしまったのだ。

探知センサードリル❸

3

文章のなかに「料理の名前」が5つ隠れています。句読点や、「」は省き、漢字をひらがな、カタカナに直して見つけてください。

教室に入ると、田中がすぐに近くにやってきた。「どうやら木村先生、生意気なやつや、気に食わないやつのことをリストにしてるらしいぞ。だから、揚げ足ばかりとってるお前もリスト入りしてるな」「おまえ毎週毎週よくうそばかりつけるな」そのときクラスのマドンナの佐々木さんが通り過ぎた。「やっぱ、スタイルいいな、佐々木は」すぐに気が散る男だ。

文章のなかに「野菜の名前」が5つ隠れています。句読点や、「 」は省き、漢字をひらがな、カタカナに直して見つけてください。

ある画伯の絵が見たくて美術館に来た。斉藤画伯。才能の塊のような人物だ。そこである人物画にくぎづけになった。軽く微笑む口元と、まともにこちらを見つめてくる瞳。そして鼻筋がすっと通っていて高貴な雰囲気。僕以外のお客は3人。人物画がやはり好きらしい。話しかけようかと思ったけど他人に口出しするまいと思ってやめた。

探知センサードリル❸

5

文章のなかに「花の名前」が5つ隠れています。句読点や、「 」は省き、漢字をひらがな、カタカナに直して見つけてください。

先輩と2人で居酒屋に来た。ここは上司が推薦してくれた店だ。「今日は腹を割って話そうな。愚痴でも何でも聞くぞ。とりあえず注文するか。ここの料理の味、最近の俺のなかでは一番なんだ。お、水炊き、今日のおすすめだって。おまえ垂れてるぞ鼻水、きったねえな」とにかくうるさい。

文章のなかに「県名」が5つ隠れています。句読点や、「　」は省き、漢字をひらがなに直して見つけてください。

「天使のギフト」この映画、もう5回も観てるのでさすがに見飽きた。それならなぜまた借りるかというと女子マネージャー役の女優が好きだから。駅で彼氏の姿が見えなくなるまで手を振るシーンが特にいい。

探知センサードリルの答え

ガ	ー	ネ	ッ	ト	ク	ド	オ	ヤ	ヅ	パ
キ	ヒ	ボ	パ	ダ	ニ	ソ	イ	ヘ	ゾ	ー
ロ	サ	フ	ァ	イ	ア	カ	ワ	ル	メ	ル
ギ	イ	ク	ヘ	ヤ	ヤ	バ	テ	ビ	コ	サ
レ	ゲ	リ	ゾ	モ	タ	ト	パ	ー	ズ	ペ
オ	デ	ス	リ	ン	マ	ン	コ	パ	ミ	ハ
パ	ギ	タ	イ	ド	ヤ	ベ	ス	ヒ	リ	オ
ー	ベ	ル	ト	レ	ヤ	ョ	ボ	ス	ケ	ロ
ル	ム	グ	オ	ヤ	バ	ガ	ヨ	イ	モ	ヤ
ケ	ナ	グ	エ	メ	ラ	ル	ド	メ	パ	セ

す	る	し	お	ろ	ま	す	げ	や	き	お
や	が	に	い	が	た	ち	わ	づ	か	と
ま	ょ	ぞ	は	ほ	ふ	く	お	か	め	く
な	ろ	そ	し	に	あ	そ	に	ぺ	あ	し
し	わ	む	ず	ず	お	ぬ	ご	や	ひ	ま
ぞ	か	く	お	わ	も	じ	ふ	れ	ろ	ち
か	や	け	か	く	り	へ	あ	ま	し	む
ゆ	ま	う	ざ	け	げ	ま	ぐ	と	ま	し
ご	ぐ	い	ば	ら	き	ん	ば	た	め	ゃ
じ	ょ	う	に	で	ぎ	お	き	な	わ	く

1	2	3	1	4	3	1	2	3	4	2
2	1	4	1	3	4	2	5	4	5	1
5	2	3	2	1	2	3	4	5	1	2
1	3	4	3	1	1	4	4	3	2	3
1	2	3	4	5	1	5	4	3	3	4
2	1	1	5	5	2	3	4	1	4	1
3	2	3	1	2	3	4	1	2	3	2
4	4	1	2	3	4	5	2	3	1	3
5	1	2	3	4	5	1	3	4	2	4
1	2	3	4	2	4	1	2	3	4	5

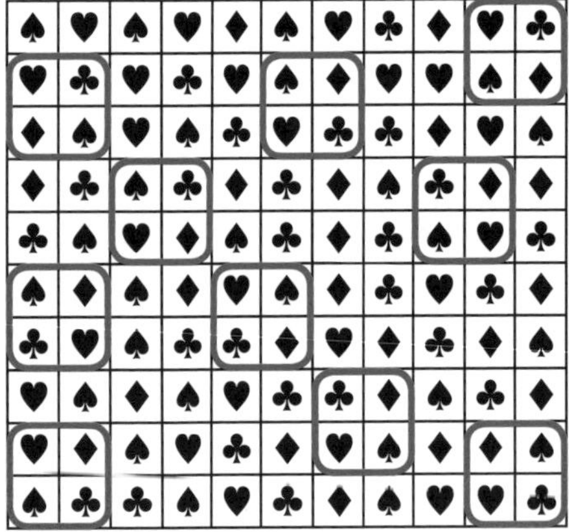

探知センサー
ドリル❷
1

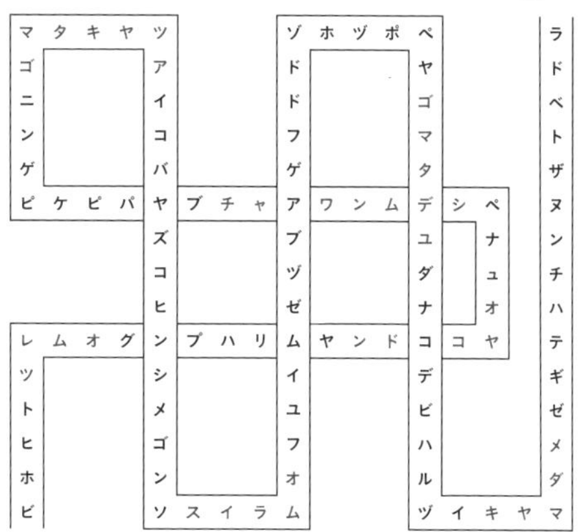

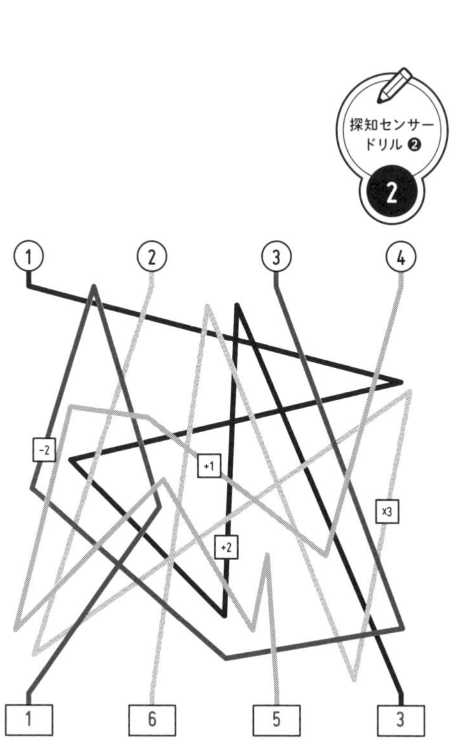
探知センサー
ドリル❷
2
1
2
3
4
-2
+1
+2
x3
1
6
5
3

探知センサー
ドリル❷
3

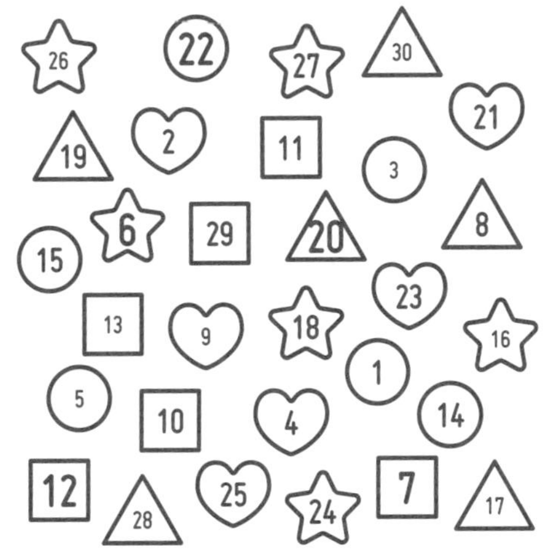
26
22
27
30
21
19
2
11
3
6
29
20
8
15
23
13
9
18
16
1
5
10
4
14
12
25
24
7
17
28

探知センサー
ドリル❷
4

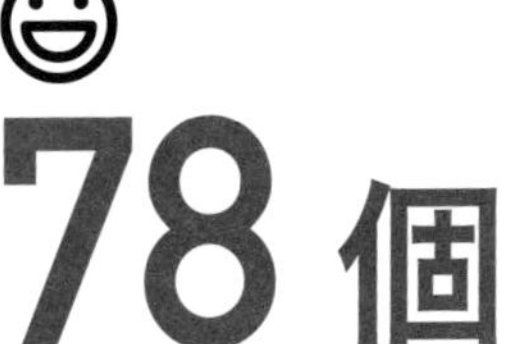
78個

今日は町内の将棋大会の日。「山田さん、待った！」相手の井上さんから声がかかった。でも待てるわけない。優勝賞品がものすごく豪華なのだ。ここまでくるのに熾烈なサバイバルをくぐり抜けてきた。優勝するためにはこの井上さんを避けては通れない。この勝負、必ず勝つ。俺の勢いは誰にも止めさせない。

タイ　サンマ　サバ
サケ　カツオ

昨日すごく怖い夢を見た。今思い出してもぞうっとするほどだ。最初はとても旨い料理を食べていた。違ってきたのはその後。最後まで食べ終わったとたん、扉の向こうから怪物がやってきて囚われの身になってしまったのだ。

ゾウ　ウマ　イタチ
サイ　トラ

教室に入ると、田中がすぐに近くにやってきた。「どうやら木村先生、生意気なやつや、気に食わないやつのことをリストにしてるらしいぞ。だから、揚げ足ばかりとってるお前もリスト入りしてるな」「おまえ毎週毎週よくうそばかりつけるな」そのときクラスのマドンナの佐々木さんが通り過ぎた。「やっぱ、スタイルいいな、佐々木は」すぐに気が散る男だ。

やきにく　からあげ
しゅうまい　そば　パスタ

ある画伯の絵が見たくて美術館に来た。斉藤画伯。才能の塊のような人物だ。そこである人物画にくぎづけになった。軽く微笑む口元と、まともにこちらを見つめてくる瞳。そして鼻筋がすっと通っていて高貴な雰囲気。僕以外のお客は3人。人物画がやはり好きらしい。話しかけようかと思ったけど他人に口出しするまいと思ってやめた。

ハクサイ　トマト　ナス
ニンジン　ニンニク

先輩と二人で居酒屋に来た。ここは上司が推薦してくれた店だ。「今日は腹を割って話そうな。愚痴でも何でも聞くぞ。とりあえず注文するか。ここの料理の味、最近の俺のなかでは一番なんだ。お、水炊き、今日のおすすめだって。おまえ垂れてるぞ鼻水、きったねえな」とにかくうるさい。

スイセン　キク　アジサイ
キキョウ　ハナミズキ

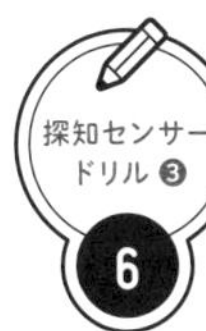

「天使のギフト」この映画、もう5回も観てるのでさすがに見飽きた。それならなぜまた借りるかというと女子マネージャー役の女優が好きだから。駅で彼氏の姿が見えなくなるまで手を振るシーンが特にいい。

ぎふ（岐阜）　あきた（秋田）　なら（奈良）
しまね（島根）　みえ（三重）

暗唱チャレンジ

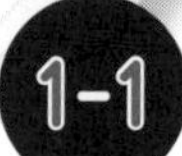

7ページで紹介した覚え方を使って次の文章を覚えたら、64ページへ。

青い空は動かない、
雲片（ぎれ）一つあるでない。
夏の真昼の静かには
タールの光も清くなる。

夏の空には何かがある、
いぢらしく思はせる何かがある、
焦げて図太い向日葵（ひまはり）が
田舎の駅には咲いてゐる。

上手に子供を育てゆく、
母親に似て汽車の汽笛は鳴る。
山の近くを走る時。

山の近くを走りながら、
母親に似て汽車の汽笛は鳴る。
夏の真昼の暑い時。

『夏の日の歌』中原中也

分類
センサードリル

分類センサー
ドリル

1

連想をつなげてゴールを目指す

左端の言葉から始めて、○といったら△、△といったら□というように、連想する言葉をつなげて右端のゴールを目指します。名詞以外を使ってもOKです。自分でつながっていると思えればそれで正解。多少強引でもかまいません。ゴールのひとつ手前の言葉を見つけることが難しいので、あらかじめゴールから逆算して考えるのがコツです。

例題 左端から順に言葉を連想していき
右端の言葉につなげてください。

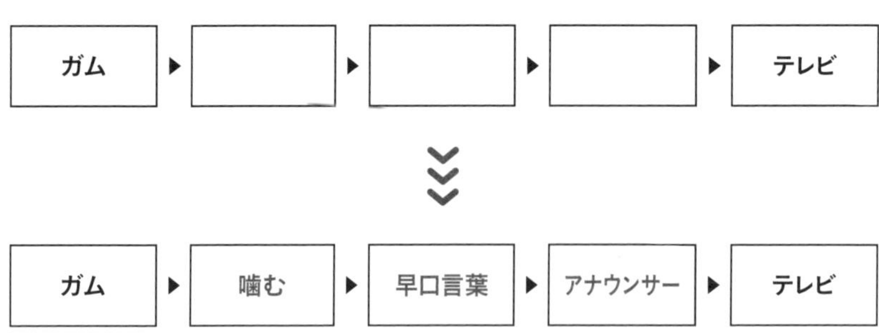

分類センサードリル

2

カテゴリー分けをする

それぞれのお題で、言葉や図を分類します。
できるだけ早く分類し、当てはまるものを見つけてください。

例題 「会」と合わせて二文字の熟語にならない漢字がひとつだけ混ざっています。できるだけ早く見つけてください。

宴	員	期	合	見
社	場	食	心	談
長	伝	開	話	司
費	学	議	計	協
国	機	面	都	再

宴	員	期	合	見
社	場	食	心	談
長	(伝)	開	話	司
費	学	議	計	協
国	機	面	都	再

分類センサー
ドリル

3 共通点を探し出す

各グループには共通点があります。共通する条件や、共通して入る言葉を見つけてください。

例題 ある条件で2つのグループに分けられています。それぞれのグループに共通する条件を見つけてください。

板チョコ 1000円札 たたみ	ピザ 500円玉 土俵

板チョコ 1000円札 たたみ	ピザ 500円玉 土俵
四角形	円形

分類センサードリル❶

1

左端から順に言葉を連想していき右端の言葉につなげてください。

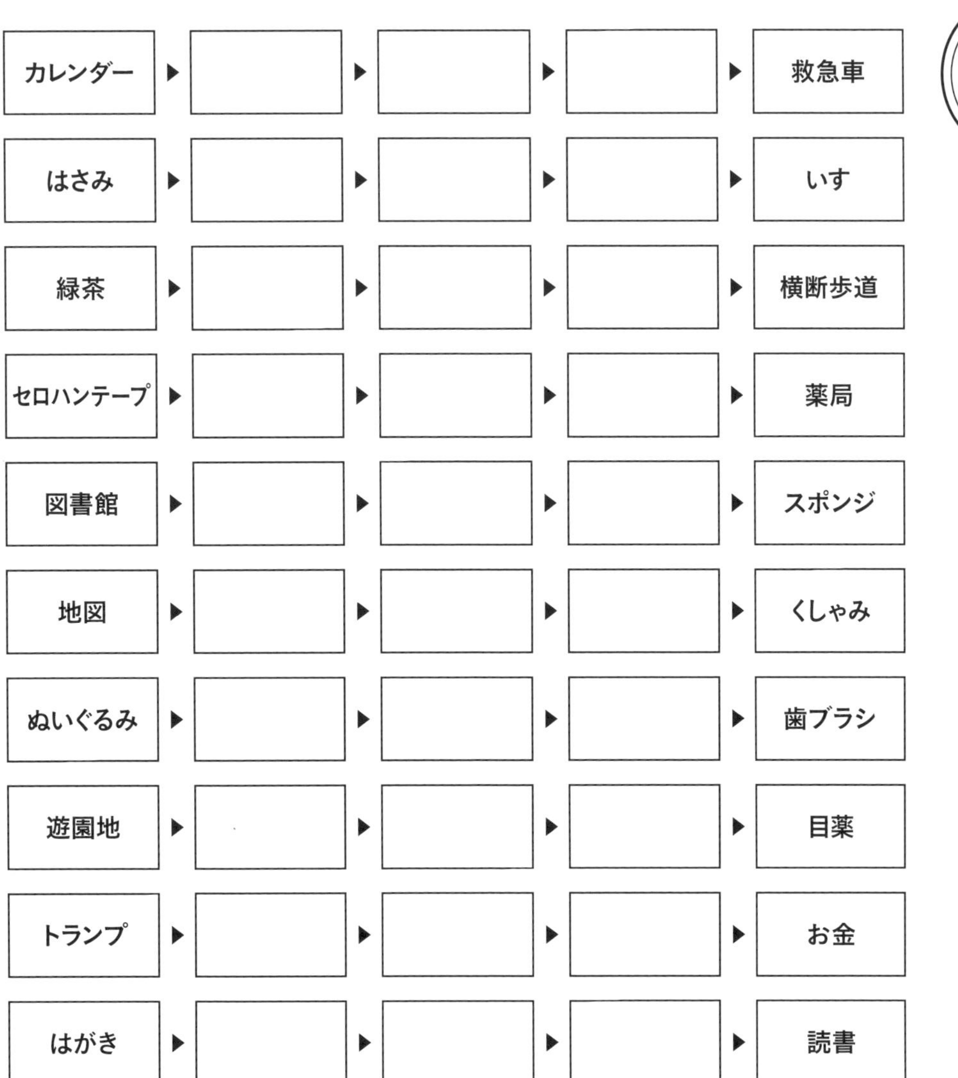

カレンダー	▶	▶	▶	▶ 救急車
はさみ	▶	▶	▶	▶ いす
緑茶	▶	▶	▶	▶ 横断歩道
セロハンテープ	▶	▶	▶	▶ 薬局
図書館	▶	▶	▶	▶ スポンジ
地図	▶	▶	▶	▶ くしゃみ
ぬいぐるみ	▶	▶	▶	▶ 歯ブラシ
遊園地	▶	▶	▶	▶ 目薬
トランプ	▶	▶	▶	▶ お金
はがき	▶	▶	▶	▶ 読書

分類センサードリル❶

2

左端から順に言葉を連想していき右端の言葉につなげてください。

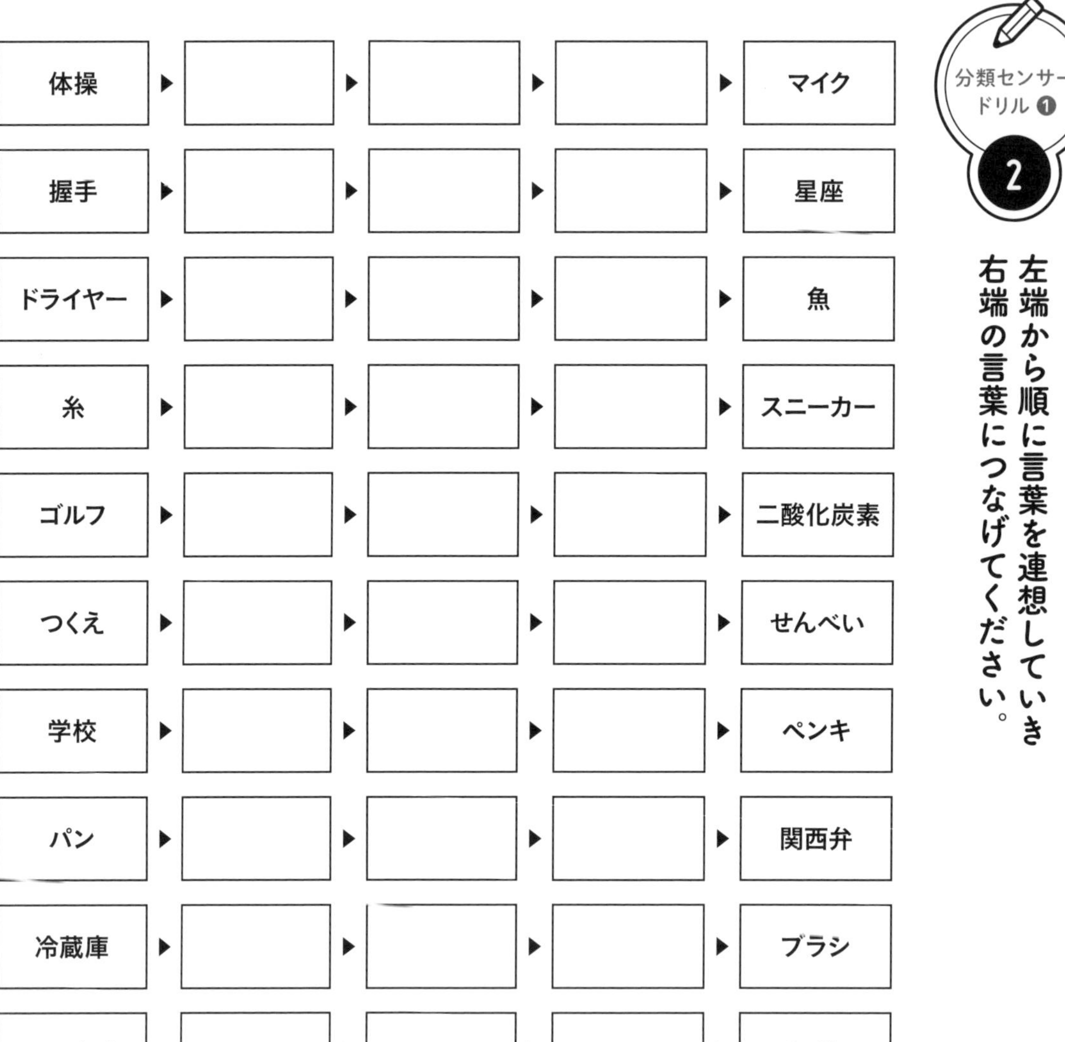

分類センサードリル❶

3

左端から順に言葉を連想していき右端の言葉につなげてください。

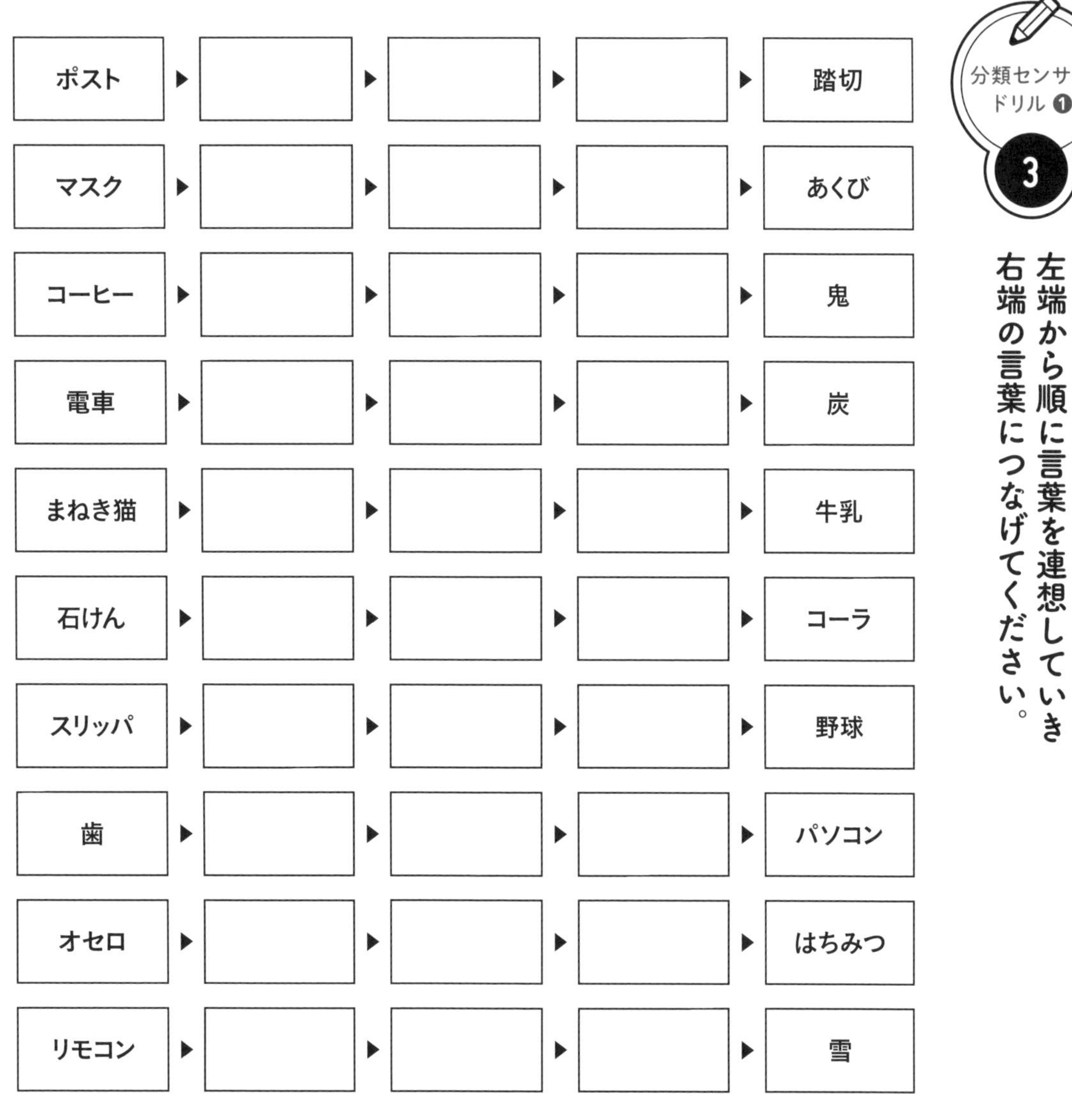

分類センサードリル❶

4

左端から順に言葉を連想していき右端の言葉につなげてください。

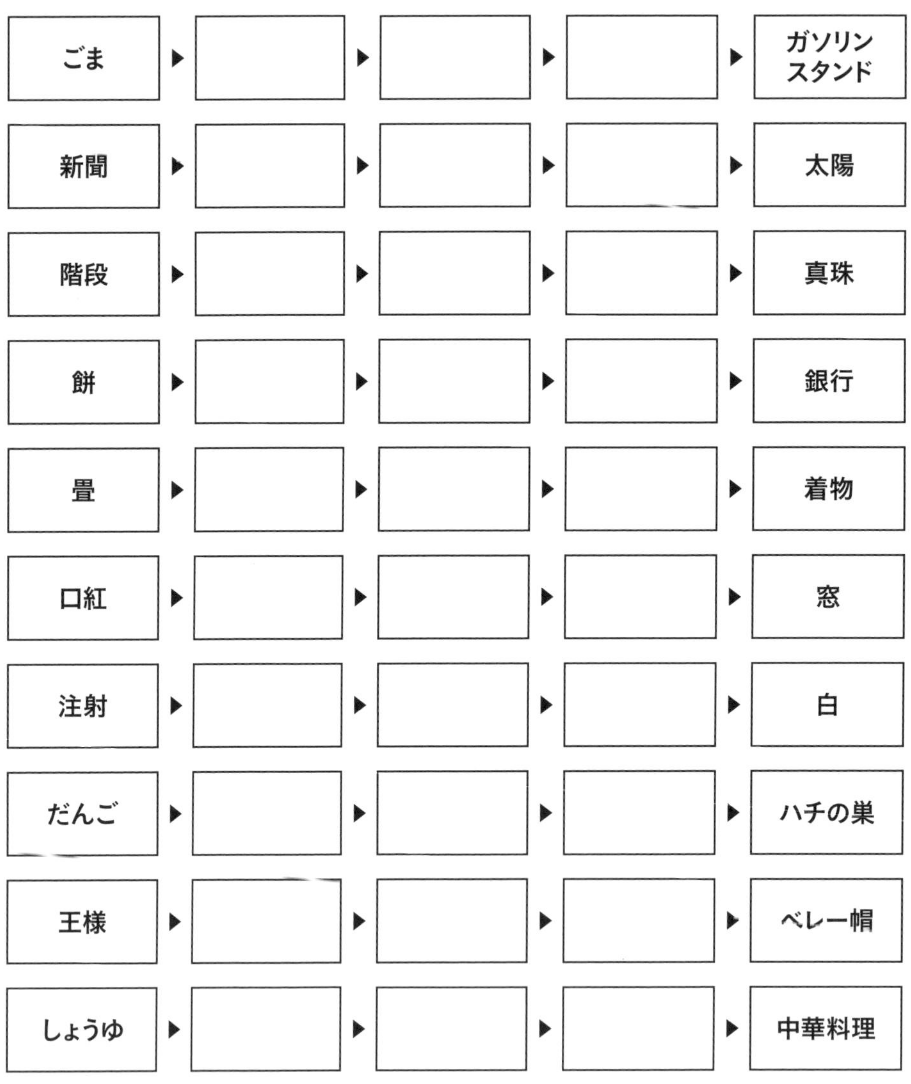

分類センサードリル❷

1

「人」と合わせて二文字の熟語にならない漢字がひとつだけ混ざっています。できるだけ早く見つけてください。

友	恩	体	口	新
愛	参	物	生	怪
外	数	対	仙	骨
格	間	製	目	旅
家	大	役	商	里

分類センサードリル❷

2

25個の絵のうち、半分に折ったときピッタリ重ならないものはいくつあるでしょう。

ヒント　縦や横だけでなく、斜めに折ってもかまいません。

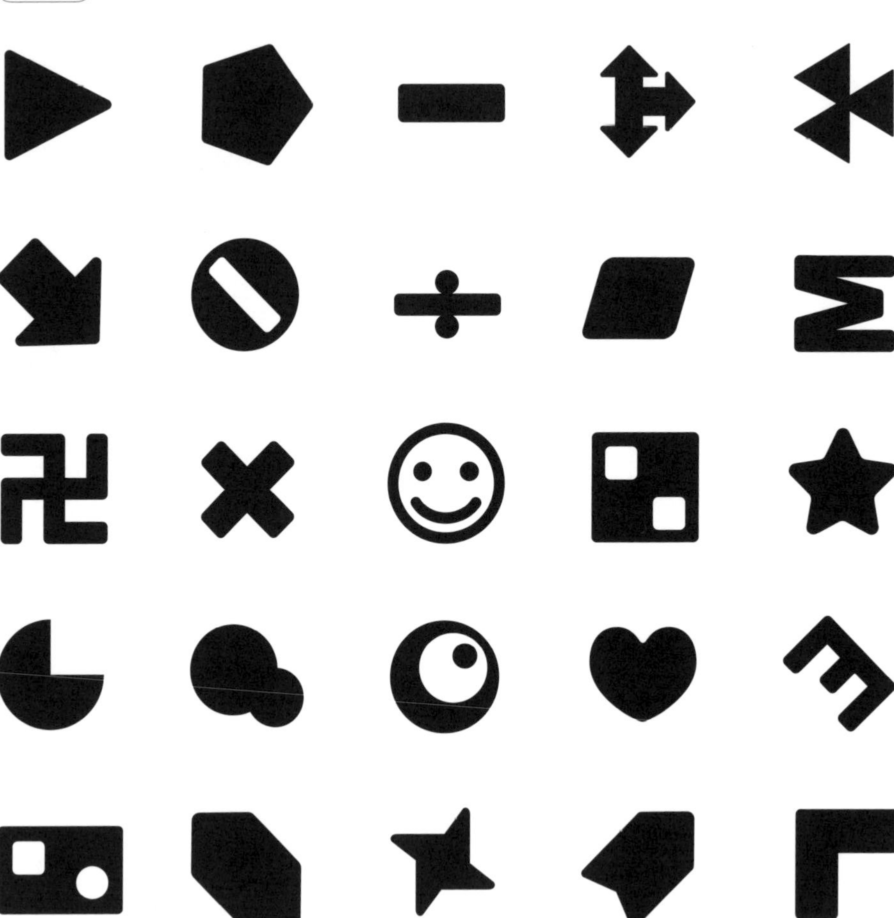

分類センサードリル❷

3

このなかにヘルメットをかぶって行うスポーツが5つ混ざっています。それを見つけてください。

アメリカンフットボール
卓球
スキージャンプ
バレーボール
カーリング
バドミントン
フィギュアスケート
ゲートボール
柔道
サッカー
ハンドボール
重量挙げ
ドッジボール
ボクシング
ラグビー
新体操
バスケットボール
野球
水球
ソフトボール
ビーチバレー
駅伝
アイスホッケー
競泳
テニス

分類センサードリル❷

4

これらの言葉はある3つの仲間に分けることができます。それぞれを囲んでください。

ゴマ	かりんとう	砂糖	牛乳	大根
海苔	紅ショウガ	とうがらし	トマト	ごはん
タイヤ	口紅	ポスト	イクラ	雪
コーラ	血	鳥居	消防車	トイレ
ヒジキ	炭	コーヒー	消火器	歯
礼服	カラス	ウエディングドレス	マシュマロ	豆腐

分類センサードリル❸

1

6つの言葉が、ある条件で2つのグループに分けられています。それぞれの条件を考えてください。

❶

ハト	ダチョウ
ツバメ	ペンギン
ワシ	エミュー

❷

雪だるま	海水浴
こたつ	スイカ
お正月	お盆

❸

ピザ	おにぎり
うどん	餅
お好み焼き	せんべい

❹

ウーロン茶	コーラ
オレンジジュース	ビール
牛乳	クリームソーダ

❺

キリン	ゾウ
サイ	カバ
トナカイ	イヌ

❻

水	焼き
苗	種
米	野菜

6つの言葉がある条件で2つのグループに分けられています。それぞれの条件を考えてください。

❶

十円	一万円
一円	千円
五円	五千円

❷

かき氷	ラーメン
アイスコーヒー	おでん
クーラー	アイロン

❸

空	ピーマン
海	抹茶
サファイア	エメラルド

❹

カスタネット	フルート
ドラム	トランペット
木琴	クラリネット

❺

キタキツネ	海
毛ガニ	サトウキビ
雪祭り	シーサー

❻

ゾウ	ホッキョクグマ
キリン	トラ
ラクダ	ライオン

分類センサードリル❸

3

6つの言葉がある条件で2つのグループに分けられています。それぞれの条件を考えてください。

❶

サッシ	自由の女神
ホイル	メダル
一円玉	十円玉

❷

田植え	紅葉
母の日	体育の日
鯉のぼり	ハロウィン

❸

火	水
登	浜
頂	岸

❹

系	光
電池	夜
光線	食

❺

コーヒー	レモン
ビール	梅干し
ゴーヤー	お酢

❻

ヨガ	サンバ
ターバン	コーヒー
カレー	サッカー

分類センサードリル❸

4

それぞれ同じ言葉が入る慣用句です。入る言葉を考えてください。

□が騒ぐ
□をつくす
□を許す

❶

□が固い
□が切れる
□を冷やす

❷

心を□にする
□が笑う
□の首を取る

❸

□がない
□が回る
□に余る

❹

火に□を注ぐ
□を売る
□をしぼる

❺

□をのむ
□を殺す
□が合う

❻

それぞれ同じ言葉が入る慣用句です。入る言葉を考えてください。

□が落ちる
□で使う
□がはずれる

❶

□がひける
□が短い
□がきく

❷

□が浅い
□を割る
□をつく

❸

□がのぼる
□を分けた
□が騒ぐ

❹

□芝居
□知恵
□真似

❺

□が出る
□をひっぱる
□を洗う

❻

分類センサードリル❸

6

それぞれ同じ言葉が入る慣用句です。入る言葉を考えてください。

□を入れる
□を貸す
□を落とす

❶

□がかたい
□がすべる
□を割る

❷

□が軽い
□をぬぐう
□に火がつく

❸

□がかかる
□が出ない
□がとどく

❹

□が浮く
□が立たない
□を食いしばる

❺

□が鳴る
□が上がる
□をみがく

❻

分類センサードリルの答え

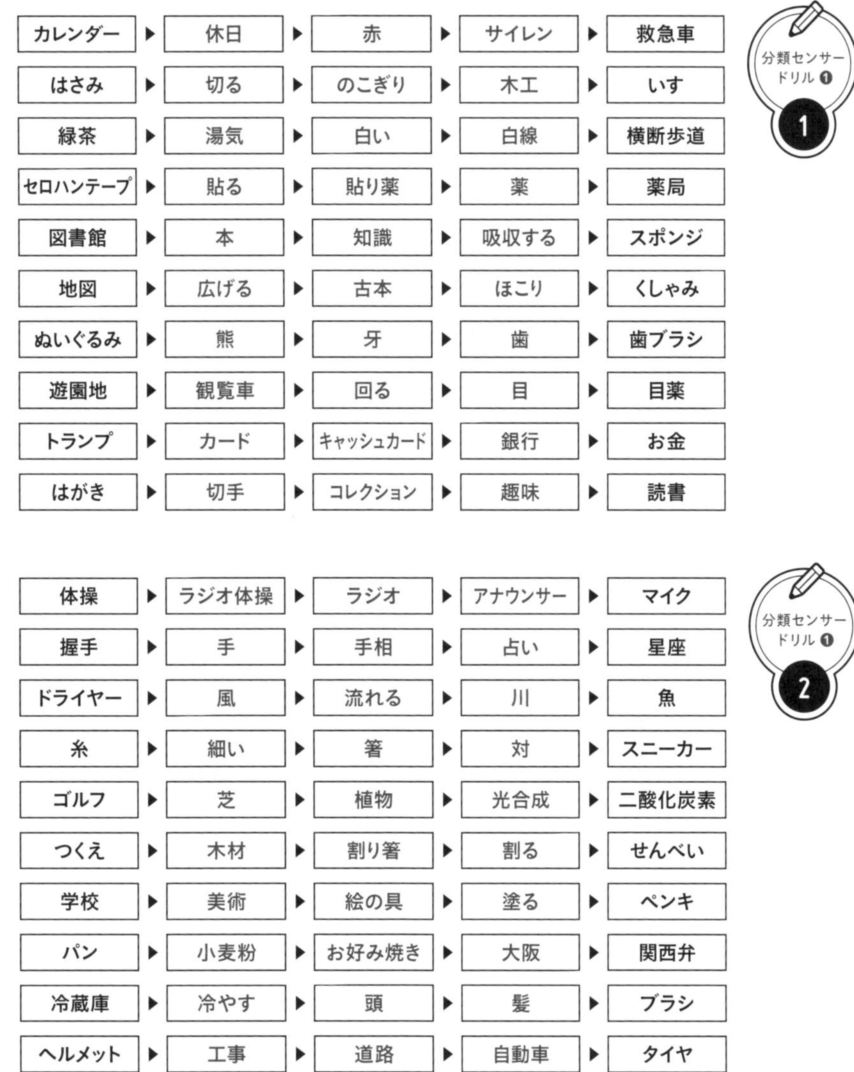

分類センサードリル❶ 1

カレンダー ▶	休日 ▶	赤 ▶	サイレン ▶	救急車
はさみ ▶	切る ▶	のこぎり ▶	木工 ▶	いす
緑茶 ▶	湯気 ▶	白い ▶	白線 ▶	横断歩道
セロハンテープ ▶	貼る ▶	貼り薬 ▶	薬 ▶	薬局
図書館 ▶	本 ▶	知識 ▶	吸収する ▶	スポンジ
地図 ▶	広げる ▶	古本 ▶	ほこり ▶	くしゃみ
ぬいぐるみ ▶	熊 ▶	牙 ▶	歯 ▶	歯ブラシ
遊園地 ▶	観覧車 ▶	回る ▶	目 ▶	目薬
トランプ ▶	カード ▶	キャッシュカード ▶	銀行 ▶	お金
はがき ▶	切手 ▶	コレクション ▶	趣味 ▶	読書

分類センサードリル❶ 2

体操 ▶	ラジオ体操 ▶	ラジオ ▶	アナウンサー ▶	マイク
握手 ▶	手 ▶	手相 ▶	占い ▶	星座
ドライヤー ▶	風 ▶	流れる ▶	川 ▶	魚
糸 ▶	細い ▶	箸 ▶	対 ▶	スニーカー
ゴルフ ▶	芝 ▶	植物 ▶	光合成 ▶	二酸化炭素
つくえ ▶	木材 ▶	割り箸 ▶	割る ▶	せんべい
学校 ▶	美術 ▶	絵の具 ▶	塗る ▶	ペンキ
パン ▶	小麦粉 ▶	お好み焼き ▶	大阪 ▶	関西弁
冷蔵庫 ▶	冷やす ▶	頭 ▶	髪 ▶	ブラシ
ヘルメット ▶	工事 ▶	道路 ▶	自動車 ▶	タイヤ

※あくまでも解答例であり、他の答えになってもかまいません。

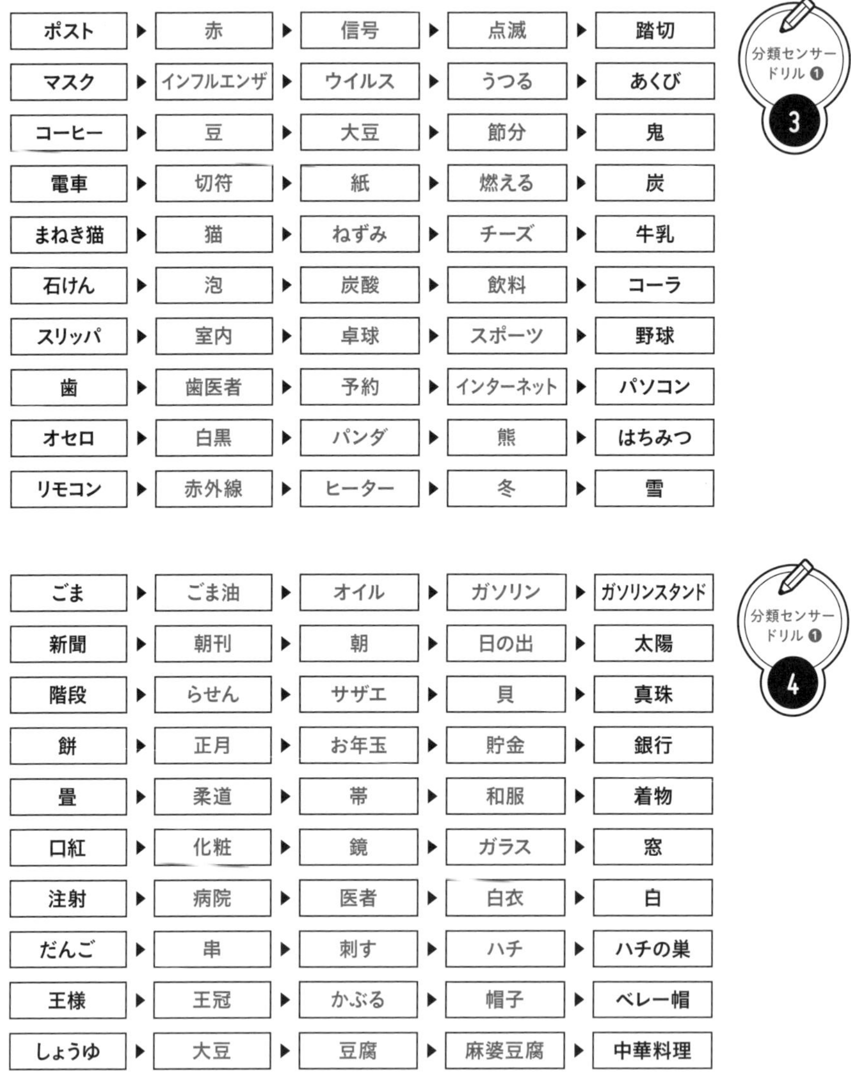

分類センサードリル❶ 3

ポスト	赤	信号	点滅	踏切
マスク	インフルエンザ	ウイルス	うつる	あくび
コーヒー	豆	大豆	節分	鬼
電車	切符	紙	燃える	炭
まねき猫	猫	ねずみ	チーズ	牛乳
石けん	泡	炭酸	飲料	コーラ
スリッパ	室内	卓球	スポーツ	野球
歯	歯医者	予約	インターネット	パソコン
オセロ	白黒	パンダ	熊	はちみつ
リモコン	赤外線	ヒーター	冬	雪

分類センサードリル❶ 4

ごま	ごま油	オイル	ガソリン	ガソリンスタンド
新聞	朝刊	朝	日の出	太陽
階段	らせん	サザエ	貝	真珠
餅	正月	お年玉	貯金	銀行
畳	柔道	帯	和服	着物
口紅	化粧	鏡	ガラス	窓
注射	病院	医者	白衣	白
だんご	串	刺す	ハチ	ハチの巣
王様	王冠	かぶる	帽子	ベレー帽
しょうゆ	大豆	豆腐	麻婆豆腐	中華料理

※あくまでも解答例であり、他の答えになってもかまいません。

分類センサードリル❷ 1

友 恩 体 口 新
愛 参 物 生 怪
外 数 対 仙 骨
格 間 製 目 旅
家 大 役 商 里

分類センサードリル❷ 2

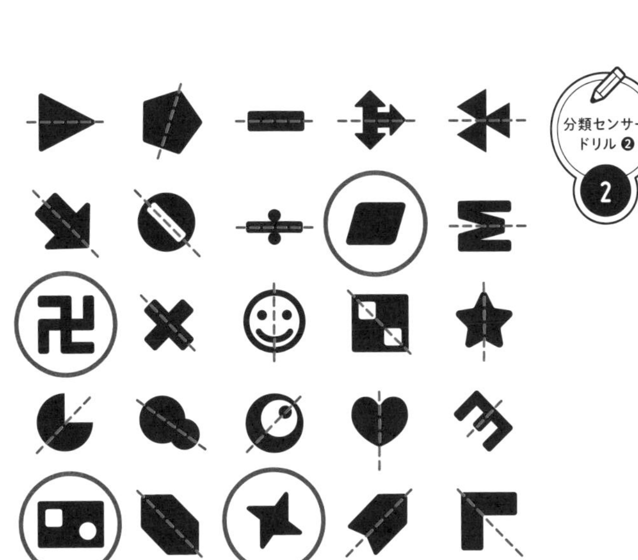

4つ

分類センサードリル❷

3

アメリカンフットボール
卓球
スキージャンプ
バレーボール
カーリング
バドミントン
フィギュアスケート
ゲートボール
柔道
ハンドボール
サッカー
重量挙げ
ドッジボール
ボクシング
ラグビー
新体操
バスケットボール
野球
水球
ソフトボール
ビーチバレー
駅伝
アイスホッケー
競泳
テニス

ゴマ	かりんとう	砂糖	牛乳	大根
海苔	紅ショウガ	とうがらし	トマト	ごはん
タイヤ	口紅	赤 ポスト	イクラ	雪
黒 コーラ	血	鳥居	消防車	白 トイレ
ヒジキ	炭	コーヒー	消火器	歯
礼服	カラス	ウエディングドレス	マシュマロ	豆腐

❶	飛ぶ鳥	飛べない鳥
❷	冬	夏
❸	小麦粉	米

❹	炭酸なし	炭酸あり
❺	角あり	角なし
❻	田んぼ	畑

❶	硬貨	紙幣
❷	冷たい	熱い
❸	青色	緑色

❹	打楽器	管楽器
❺	北海道	沖縄
❻	草食動物	肉食動物

❶	アルミニウム	銅
❷	5月	10月
❸	山	海

❹	太陽	月
❺	苦味	酸味
❻	インド	ブラジル

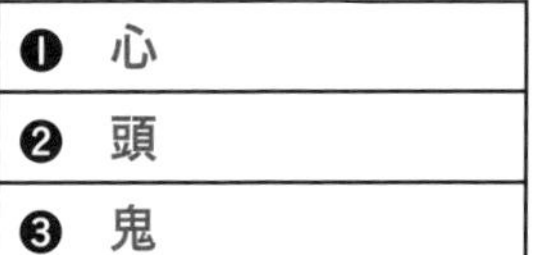

❶	心
❷	頭
❸	鬼

❹	目
❺	油
❻	息

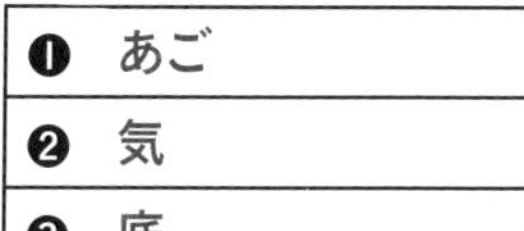

❶	あご
❷	気
❸	底

❹	血
❺	猿
❻	足

❶	力（または肩）
❷	口
❸	尻

❹	手
❺	歯
❻	腕

暗唱チャレンジ 1-2

38ページの文章を思い出しながら、
空欄に入る言葉を考えてください。
できたら38ページを見て答えを確かめましょう。

□は□、
□つあるでない。

□の□の□には
□の□も□なる。

□の□には□がある、
□思はせる□がある、
□図太い□が
□の□には□。

□に□を□、
□に似て□の□は鳴る。
□の□を□時。

□の□を□ながら、
□に似て□の□は鳴る。
□の□の□時。

『夏の日の歌』中原中也

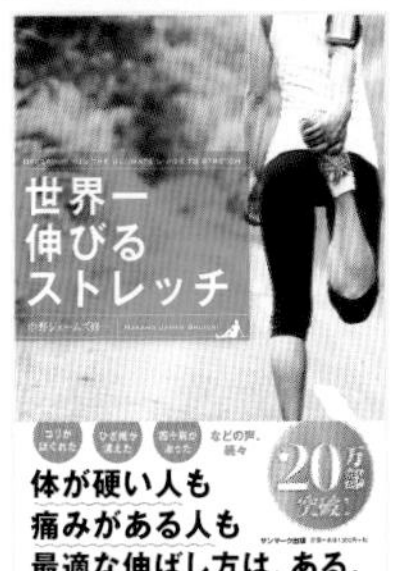

世界一伸びるストレッチ

中野ジェームズ修一　著

箱根駅伝を２連覇した青学大陸上部のフィジカルトレーナーによる新ストレッチ大全！
体の硬い人も肩・腰・ひざが痛む人も疲れにくい「快適」な体は取り戻せる。

定価＝本体 1300 円＋税
978-4-7631-3522-3

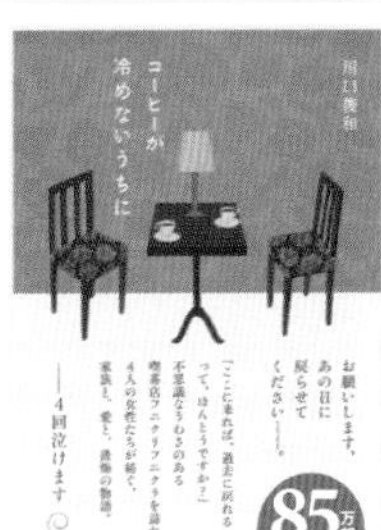

コーヒーが冷めないうちに

川口俊和 著

「お願いします、あの日に戻らせてください……」
過去に戻れる喫茶店を訪れた４人の女性たちが紡ぐ、家族と、愛と、後悔の物語。
シリーズ 100万部突破のベストセラー！

定価＝本体 1300 円＋税
978-4-7631-3507-0

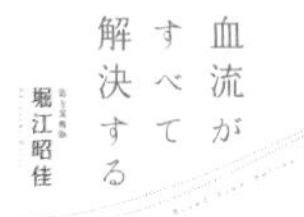

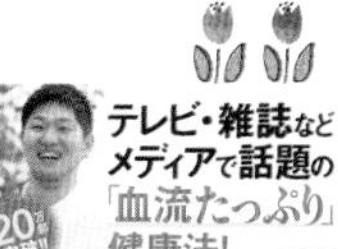

血流がすべて解決する

堀江昭佳 著

出雲大社の表参道で 90 年続く漢方薬局の予約のとれない薬剤師が教える、血流を改善して病気を遠ざける画期的な健康法！

定価＝本体 1300 円＋税
978-4-7631-3536-0

いずれの書籍も電子版は以

サンマークブックス（iPhone アプリ）、楽天<kobo>、Kindle、Kinoppy、iF

照合
センサードリル

照合センサードリル

1

4つのヒントから単語を探す

まわりの4つのヒントから共通して連想できる単語をひとつ見つけてください。

例題

**4つのヒントから共通して連想できる単語を
ひとつ見つけてください。**

鬼	2月
福	豆

➡

鬼	2月
福	豆

➡ 節分

照合センサードリル

2

空欄を埋めて言葉をつくる

言葉の一部が空欄になっています。□のなかに文字を入れて言葉を5つ完成させてください。ひらがなでもカタカナでもかまいません。

例題

□のなかに文字を入れて言葉を5つつくってください。

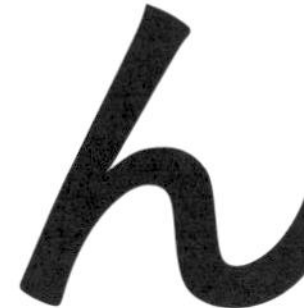

解答例

ほけん（保険）
じてん（辞典）
みかん
レモン
リボン

※あくまでも解答例です。
他の答えになってもかまいません。

照合センサー
ドリル

3

言葉や文字を組み立てる

文字や熟語、歌詞が分解されています。組み合わせて、元の言葉や曲を見つけてください。

例題

4つの文字を組み立てて、
漢字二文字の熟語をつくってください。

木	糸	売	目

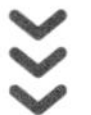

相続

照合センサードリル❶

1

4つのヒントから共通して連想できる単語をひとつ見つけてください。

❶

金属	ジュース
蹴り	ドラム

➡

❷

ステーキ	ギャンブル
確率	立方体

➡

❸

手	開き
餅	拡大

➡

❹

針	スズメ
蜜	女王

➡

❺

ゴール	ガム
紙	レコーダー

➡

❻

茶道	職人
あんこ	まんじゅう

➡

❼

ベンチ	ダイヤモンド
ヘルメット	バット

➡

❽

パン	料理
ナポレオン	ワイン

➡

❾

チーズ	ハンド
生	ソーダ

➡

❿

日本	彫刻
木	鍛冶

➡

照合センサードリル❶

2

4つのヒントから共通して連想できる単語をひとつ見つけてください。

❶

トラック	プラス
ショット	スクリュー

➡

❷

ジュース	スープ
ミニ	プチ

➡

❸

骨	日
雨	折り畳み

➡

❹

あご	ネコ
かみそり	やぎ

➡

❺

ろうそく	鼻
あんこう	赤

➡

❻

肌	かまぼこ
小判	歯

➡

❼

小麦粉	天ぷら
カレー	讃岐

➡

❽

大福	ジャム
栃木県	ショートケーキ

➡

❾

国	女
祭り	だるま

➡

❿

畳	帯
技	一本

➡

照合センサードリル❶

3

4つのヒントから共通して連想できる単語をひとつ見つけてください。

❶

大豆	刺身
だし	むらさき

➡

❷

医者	金
ブラシ	肉

➡

❸

すもう	風船
新聞	芝居

➡

❹

サラダ	ひまわり
天ぷら	コーン

➡

❺

車	桜
フライ	せんべい

➡

❻

モンキー	チョコ
シェイク	フルーツ

➡

❼

医者	薬剤師
研究者	看護師

➡

❽

ミキサー	ブロック
道路	セメント

➡

❾

プロレス	花粉症
ガス	キャッチャー

➡

❿

アイス	スピード
靴	ローラー

➡

照合センサードリル❶

4

4つのヒントから共通して連想できる単語をひとつ見つけてください。

❶

チャンピオン	太平洋
シュー	シート

➡

❷

橋	色
猿	虫

➡

❸

光線	系
電池	暦

➡

❹

クラブ	カップ
コース	ホール

➡

❺

小屋	そり
子	秋田

➡

❻

びん	骨
砂	道

➡

❼

みる	かき
たいら	しゃこ

➡

❽

千	茶
大	紅

➡

❾

フライ	粉
菓子	食

➡

❿

駅	大学
湾	タワー

➡

郵 便 は が き

料金受取人払郵便

新宿北局承認

8503

差出有効期間
2022年 3 月
31日まで
切手を貼らずに
お出しください。

169-8790

154

東京都新宿区
高田馬場2-16-11
高田馬場216ビル 5 F

サンマーク出版愛読者係行

ご住所	〒 都道府県	
フリガナ		☎
お名前		(　　　)
電子メールアドレス		

ご記入されたご住所、お名前、メールアドレスなどは企画の参考、企画用アンケートの依頼、および商品情報の案内の目的にのみ使用するもので、他の目的では使用いたしません。
尚、下記をご希望の方には無料で郵送いたしますので、□欄に✓印を記入し投函して下さい。
□サンマーク出版発行図書目録

お買い求めいただいた本の名。

本書をお読みになった感想。

お買い求めになった書店名。

市・区・郡　　　　町・村　　　　書店

本書をお買い求めになった動機は？

・書店で見て　　・人にすすめられて
・新聞広告を見て（朝日・読売・毎日・日経・その他＝　　　）
・雑誌広告を見て（掲載誌＝　　　）
・その他（　　　）

購読ありがとうございます。今後の出版物の参考とさせていただきますので、記のアンケートにお答えください。**抽選で毎月10名の方に図書カード（1000円）をお送りします。**なお、ご記入いただいた個人情報以外のデータは編集資料他、広告に使用させていただく場合がございます。

下記、ご記入お願いします。

ご職業	1 会社員（業種　　）2 自営業（業種　　） 3 公務員（職種　　）4 学生（中・高・高専・大・専門・院） 5 主婦　　6 その他（　　）		
性別	男　・　女	年齢	歳

□のなかに文字を入れて言葉を5つずつつくってください。
文字はひらがなでもカタカナでもかまいません。

❶ けっ□□

❷ 

❸ 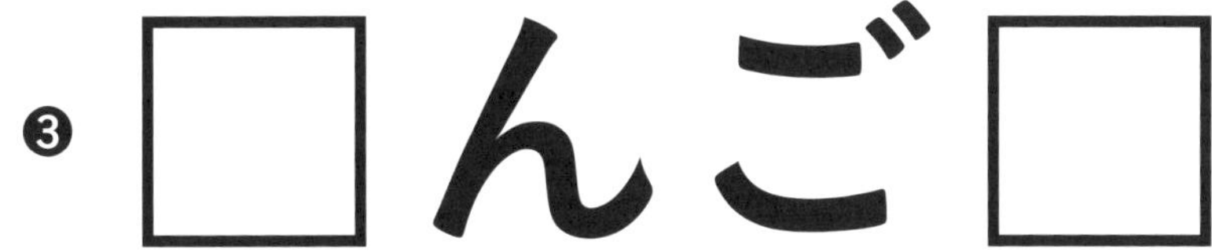

□のなかに文字を入れて言葉を5つずつつくってください。
文字はひらがなでもカタカナでもかまいません。

❶ さ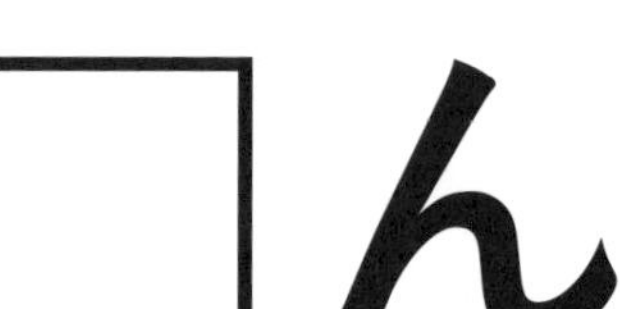

❷ 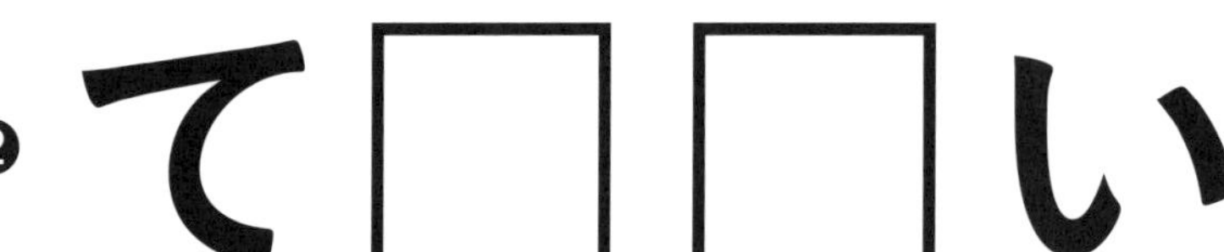

❸ 

□のなかに文字を入れて言葉を5つずつつくってください。文字はひらがなでもカタカナでもかまいません。

❶
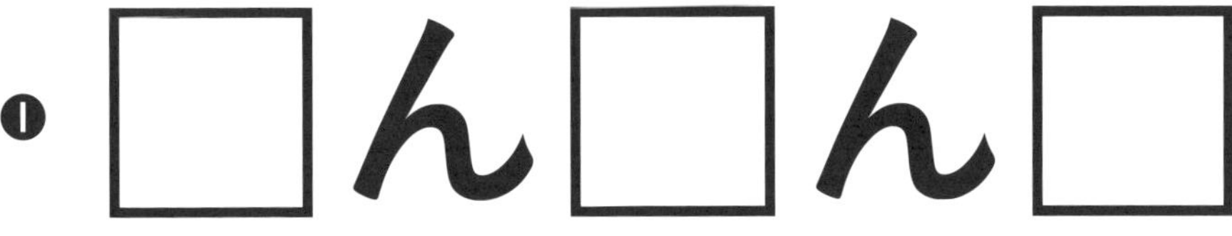

❷
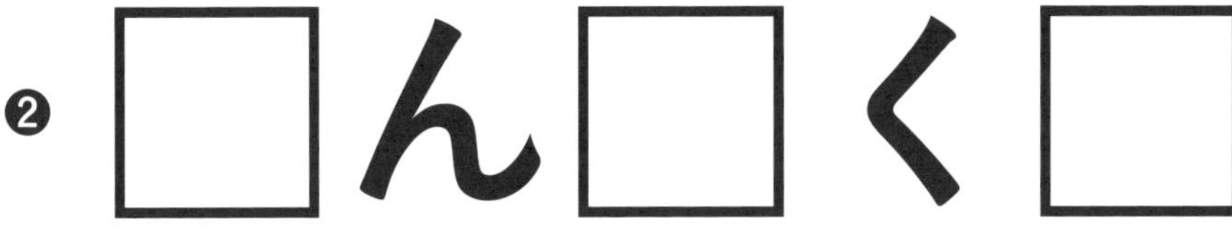

❸ □ー□ッ□

□のなかに文字を入れて言葉を5つずつつくってください。文字はひらがなでもカタカナでもかまいません。

❶ □□ん□い

❷ せい□□□□

❸ □い□ん□ん

照合センサードリル❸

1

童謡の歌詞からいくつかの言葉を抜き出しました。それぞれ何の曲でしょう。

❶ もしもし　せかいのうち　のろい

❷ 槍　頭　角

❸ 来た　山　里　野

❹ 花　山　枯木　ずんずん

❺ 光　窓　雪　月日

❻ なく　山　かわいい　子

照合センサードリル❸

2

童謡の歌詞からいくつかの言葉を抜き出しました。それぞれ何の曲でしょう。

❶ かあさん　おむかえ　うれしい

❷ お池　どじょう　ぼっちゃん

❸ 菜の葉　桜　花　とまれ

❹ 屋根　とんだ　消えた　風

❺ 夕日　松　ふもと　蔦

❻ 白い　帽子　シャツ　服　波

照合センサードリル❸

3

3つの文字を組み立てて、1つの漢字をつくってください。

❶ 寸　身　言

❷ 木　目　竹

❸ 共　羽　田

❹ 立　里　目

❺ 品　火　木

❻ 足　雨　各

照合センサードリル❸

4

4つの文字を組み立てて、1つの漢字をつくってください。

❶	ヒ	月	ム	ヒ
❷	十	月	十	日
❸	八	心	糸	ム
❹	日	米	里	一
❺	牛	虫	刀	角
❻	几	皿	舟	又

照合センサードリル❸

5

4つの文字を組み立てて、漢字二文字の熟語をつくってください。

❶ 市 未 女 女

❷ 木 糸 黄 岡

❸ 口 音 昌 日

❹ 各 子 女 木

❺ 言 各 門 義

❻ 木 次 各 貝

照合センサードリル❸

6

4つまたは5つの文字を組み立てて、漢字二文字の熟語をつくってください。

❶ 王　竹　官　里

❷ 雨　魚　云　弱

❸ 斤　竹　戸　固

❹ 士　日　心　立　心

❺ 日　口　月　皿　力

❻ 壮　土　車　衣　又

●照合センサードリルの答え

❶ 缶	❻ 和菓子
❷ サイコロ	❼ 野球
❸ 鏡	❽ フランス
❹ ハチ	❾ クリーム
❺ テープ	❿ 刀

❶ ドライバー	❻ サメ
❷ トマト	❼ うどん
❸ かさ	❽ イチゴ
❹ ひげ	❾ 雪
❺ ちょうちん	❿ 柔道

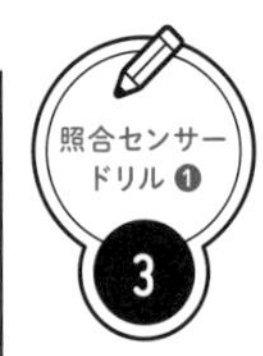

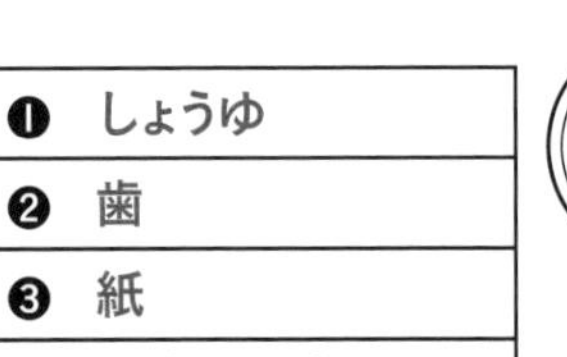

❶	しょうゆ
❷	歯
❸	紙
❹	油（オイル）
❺	エビ

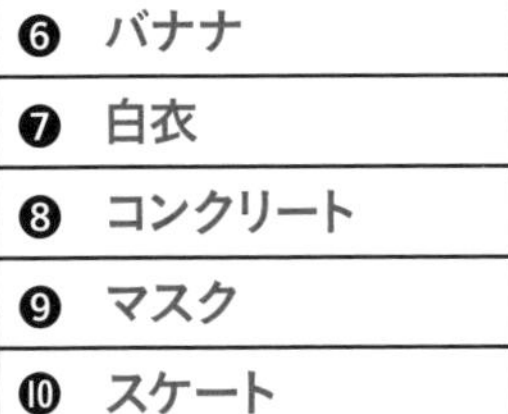

❻	バナナ
❼	白衣
❽	コンクリート
❾	マスク
❿	スケート

照合センサー
ドリル ❶
4

❶	ベルト
❷	めがね
❸	太陽
❹	ゴルフ
❺	犬

❻	鉄
❼	貝
❽	葉
❾	パン
❿	東京

❶ けっ□□

けっしん（決心）
けっこん（結婚）
けっかん（血管）
けってん（欠点）
けってい（決定）
など

❷ □□ップ

ストップ
シロップ
ステップ
タラップ
ドロップ
など

❸ □んご□

あんごう（暗号）
しんごう（信号）
れんごう（連合）
かんごし（看護師）
でんごん（伝言）
など

❶ さ□□ん

さくぶん（作文）
さいてん（採点）
さいしん（最新）
さいじん（才人）
さいきん（最近）
など

❷ て□□い

てつだい（手伝い）
てんたい（天体）
てんさい（天才）
てっぱい（撤廃）
てじまい（手仕舞い）
など

❸ しゃ□□□

しゃしんき（写真機）
しゃかいか（社会科）
シャンプー
シャッター
シャガール
など

❶ 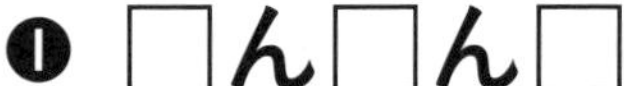

せんめんき（洗面器）
かんたんふ（感嘆符）
たんけんき（探検記）
しんでんず（心電図）
センテンス
など

❷ □ん□く□

せんたくき（洗濯機）
ばんこくき（万国旗）
かんたくち（干拓地）
せんたくし（選択肢）
コンタクト
など

❸ □ー□ッ□

サーキット
ルーレット
カーペット
ガーネット
プーケット
など

❶ □□ん□い

いいんかい（委員会）
にほんかい（日本海）
じかんがい（時間外）
せけんてい（世間体）
サイン会
など

❷ せい□□□□

せいこうしゃ（成功者）
せいじんしき（成人式）
せいさんしゃ（生産者）
せいかつめん（生活面）
せいたんさい（生誕祭）
など

❸ □い□ん□ん

かいらんばん（回覧板）
かいいんけん（会員権）
たいけんだん（体験談）
さいばんかん（裁判官）
めいじんせん（名人戦）
など

❶ うさぎとかめ	♪ もしもしかめよ　かめさんよ
❷ かたつむり	♪ でんでん　むしむし　かたつむり
❸ 春が来た	♪ 春が来た　春が来た　どこに来た
❹ 雪	♪ 雪やこんこ　あられやこんこ
❺ 蛍の光	♪ 蛍の光　窓の雪　書読む月日　重ねつつ
❻ 七つの子	♪ からす　なぜなくの　からすはやまに

❶ あめふり	♪ あめあめ　ふれふれ　かあさんが
❷ どんぐりころころ	♪ どんぐりころころ　どんぶりこ
❸ ちょうちょう	♪ ちょうちょう　ちょうちょう　菜の葉にとまれ
❹ しゃぼん玉	♪ しゃぼん玉とんだ　屋根までとんだ
❺ 紅葉	♪ 秋の夕日に　照る山紅葉
❻ かもめの水兵さん	♪ かもめの水兵さん　ならんだ水兵さん

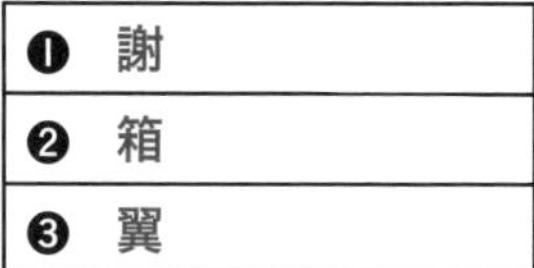

❶ 謝
❷ 箱
❸ 翼

❹ 瞳
❺ 燥
❻ 露

❶ 能
❷ 朝
❸ 総

❹ 糧
❺ 蟹
❻ 盤

❹	格好
❺	閣議
❻	資格

❶	姉妹
❷	横綱
❸	暗唱

❹	意志
❺	加盟
❻	軽装

❶	管理
❷	鰯雲
❸	箇所

暗唱チャレンジ 2-1

7ページで紹介した覚え方を使って次の文章を覚えたら、120ページへ。

ふらんすへ行きたしと思へども
ふらんすはあまりに遠し
せめては新しき背廣をきて
きままなる旅にいでてみん。
汽車が山道をゆくとき
みづいろの窓によりかかりて
われひとりうれしきことをおもはむ
五月の朝のしののめ
うら若草のもえいづる心まかせに。

『旅上』萩原朔太郎

イメージ
センサードリル

イメージセンサードリル

1

空欄に入る言葉を考える

上下で1組となる言葉の組み合わせが、1ページに20組あります。上下2つの言葉を組み合わせてイメージをつくって、頭に入れてください。なるべく面白く、インパクトがあるほうが記憶に残ります。すべてのイメージが頭に浮かぶようになったら、それらを思い出しながら空欄に入る言葉を考えてください。

例題

上下2つの言葉でイメージをつくります。一通り完成したら、空欄に当てはまる言葉を考えてください。

1	2	3
スーツケース	**スリッパ**	**本**
メロンパン	**エプロン**	**キムチ**

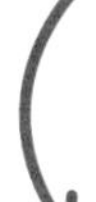

イメージ例

1. **スーツケース**いっぱいに**メロンパン**を入れる
2. **スリッパ**柄の**エプロン**をつけて夕食をつくる
3. **本**のなかに**キムチ**がはさんである

1	2	3
スーツケース	**スリッパ**	**本**
メロンパン	エプロン	キムチ

イメージセンサードリル

2

立体的に図をイメージする

上段の図をA〜Dの方向から見ると、それぞれ下段の図のように見えます。下段はそれぞれA〜Dのどこから見たときの図か考えてください。

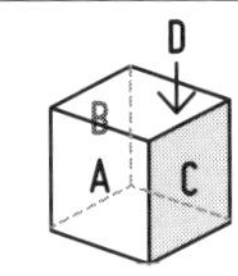

補足　A：正面から　B：Cの対面から
C：側面から　D：上から

例題

下段の図はそれぞれA〜Dのどこから上段の図形を見たときのものか考えてください。

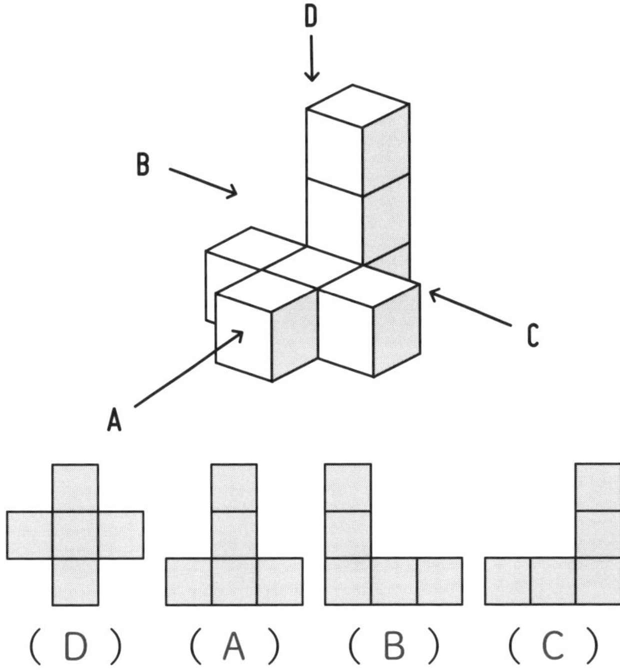

イメージセンサー
ドリル

3

頭のなかで形を描く

スタートから順に、止まったマスにある矢印の方向に、書いてある数字のぶんマスを進めてください。ゴールにたどりつくと、通ってきた道がある文字の形になります。マスは塗りつぶさずに、何の文字になるか頭のなかで考え[※1]ましょう。

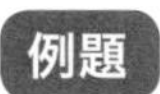

スタートから指示通りに進み、通ったマスを塗りつぶしたときにできる文字は何でしょう。

↓3	←1	↖7	←3	↗6	↖7	↖2	↙2	↖7	←4
↖7	↓6	↘4	→4	↑7	↓5	→1	↓2	↗3	←7
↖7	↘6	→1	↑6	↑4	↖6	↘4	←6	↓4	→3
↘5	↘7	↓2	↓2	↓3	↓5	↙1	←4	↖5	↙3
↙3	↑6	↗4	←6	←2	↖7	↘7	↓2	←4	↗2
↘7	↖5	↖5	→4	↓5	↙5	↙3	↙3	↖7	↖7
→7	↘1	↖7	←3	↖7	↗2	↖7	↑7	↗2	→2
↘5	↖7	↖7		↘3	↙2	↖7	→1	↖2	↗1
↗1	↗6	↖7	↗4	↖1	↘5	↙4	↑6	↖7	↖5
→1	↖7	→3	↓1	↓6	↖7	↖7	↓5	↙7	↘7

■ スタート

■ ゴール

弓

↓3	←1	↖7	←3	↗6	↖7	↖2	↙2	↖7	←4
↖7	↓6	↘4	→4	↑7	↓5	→1	↓2	↗3	←7
↖7	↘6	→1	↑6	↑4	↖6	↘4	←6	↓4	→3
↘5	↘7	↓2	↓2	↓3	↓5	↙1	←4	↖5	↙3
↙3	↑6	↗4	←6	←2	↖7	↘7	↓2	←4	↗2
↘7	↖5	↖5	→4	↓5	↙5	↙3	↙3	↖7	↖7
→7	↘1	↖7	←3	↖7	↗2	↖7	↑7	↗2	→2
↘5	↖7	↖7		↘3	↙2	↖7	→1	↖2	↗1
↗1	↗6	↖7	↗4	↖1	↘5	↙4	↑6	↖7	↖5
→1	↖7	→3	↓1	↓6	↖7	↖7	↓5	↙7	↘7

＊1 実際に塗りつぶさず頭のなかでイメージしてください。

イメージセンサードリル❶

1

1～20の数字の下にある2つの言葉でイメージをつくり、頭に入ったら99ページへ。

1	2	3	4	5
猿	横断歩道	ドレス	暴風雨	サンタクロース
卓球	タケノコ	赤ワイン	花嫁	空手

6	7	8	9	10
紅茶	ラグビー	ヒーロー	エレベーター	おしょうさん
ゆで玉子	サツマイモ	焼肉	蒸気	運動会

11	12	13	14	15
洗面器	ダンサー	スポットライト	スキューバダイビング	乗馬
潜水艦	牧場	家具	ダム	ピエロ

16	17	18	19	20
じゃんけん	魔法使い	ペットショップ	デート	はちまき
コンビニエンスストア	書道	マツタケ	氷山	歯医者

イメージセンサードリル❶

2

1～20の数字の下にある2つの言葉でイメージをつくり、頭に入ったら100ページへ。

1	2	3	4	5
パン屋	どろぼう	ベビーカー	石像	タイマー
みそ汁	王冠	人形	テープ	回転寿司

6	7	8	9	10
数珠	スパイク	スコップ	海水浴場	展覧会
アイドル	トナカイ	納豆	オオカミ	アルミホイル

11	12	13	14	15
スケート	温度計	ドラム缶	ペットボトル	オムレツ
トラ	おでん	漬け物	熱帯魚	ブドウ

16	17	18	19	20
ホットケーキ	マグカップ	釣り針	テニスコート	落雷
塩	チーズ	段ボール	クレヨン	ナイフ

イメージセンサードリル❶

3

1～20の数字の下にある2つの言葉でイメージをつくり、頭に入ったら101ページへ。

1	2	3	4	5
サーフィン	吊り橋	観覧車	担架	紙コップ
柔道	プロレス	ピアニスト	クジラ	チョコレート

6	7	8	9	10
ビニール袋	ボクサー	パラソル	ティッシュペーパー	バトン
だんご	図書館	砂漠	滝	てんぐ

11	12	13	14	15
妖怪	ノートパソコン	星座	落とし穴	電球
サッカー	露天風呂	地平線	ジョギング	トンネル

16	17	18	19	20
ツバメ	自動販売機	ミュージカル	落ち葉	食パン
青空	絵本	白衣	バーベキュー	パーティー

イメージセンサードリル❶

4

1〜20の数字の下にある2つの言葉でイメージをつくり、頭に入ったら102ページへ。

1	2	3	4	5
折り紙	ミキサー	カレーライス	しっぽ	泥
暖炉	大豆	ブロッコリー	ブラシ	お祭り

6	7	8	9	10
鐘	さむらい	テント	宝石	ランプ
電池	体操	ホタル	竜	昆虫

11	12	13	14	15
レール	落語	コンサート	タイヤ	羽根
馬車	ベンチ	ヘルメット	水泳	ライター

16	17	18	19	20
化石	天国	えんぴつ	包帯	スピーカー
レンガ	スニーカー	焚き木	昆布	電波

イメージセンサードリル❶

1

95ページの表が一部空欄になっています。つくったイメージを思い出しながら、入る言葉を考えてください。

1	2	3	4	5
猿	横断歩道	ドレス	暴風雨	サンタクロース

6	7	8	9	10
紅茶	ラグビー	ヒーロー	エレベーター	おしょうさん

11	12	13	14	15
洗面器	ダンサー	スポットライト	スキューバダイビング	乗馬

16	17	18	19	20
じゃんけん	魔法使い	ペットショップ	デート	はちまき

イメージセンサードリル❶

2

96ページの表が一部空欄になっています。つくったイメージを思い出しながら、入る言葉を考えてください。

1	2	3	4	5
パン屋	どろぼう	ベビーカー	石像	タイマー

6	7	8	9	10
数珠	スパイク	スコップ	海水浴場	展覧会

11	12	13	14	15
スケート	温度計	ドラム缶	ペットボトル	オムレツ

16	17	18	19	20
ホットケーキ	マグカップ	釣り針	テニスコート	落雷

イメージセンサードリル❶

3

97ページの表が一部空欄になっています。つくったイメージを思い出しながら、入る言葉を考えてください。

1	2	3	4	5
サーフィン		観覧車	担架	紙コップ
	プロレス			

6	7	8	9	10
			ティッシュペーパー	
だんご	図書館	砂漠		てんぐ

11	12	13	14	15
妖怪		星座		電球
	露天風呂		ジョギング	

16	17	18	19	20
	自動販売機		落ち葉	
青空		白衣		パーティー

イメージセンサードリル❶

4

98ページの表が一部空欄になっています。つくったイメージを思い出しながら、入る言葉を考えてください。

1	2	3	4	5
	ミキサー	カレーライス		
暖炉			ブラシ	お祭り

6	7	8	9	10
鐘		テント		ランプ
	体操		竜	

11	12	13	14	15
レール	落語		タイヤ	羽根
		ヘルメット		

16	17	18	19	20
	天国		包帯	スピーカー
レンガ		焚き木		

下段の図はそれぞれA～Dのどこから上段の図形を見たときのものか考えてください。

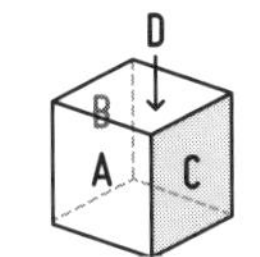

補足 A：正面から　B：Cの対面から
C：側面から　D：上から

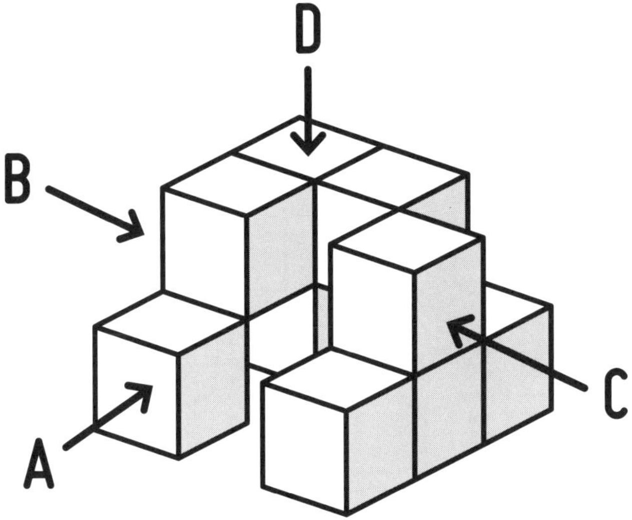

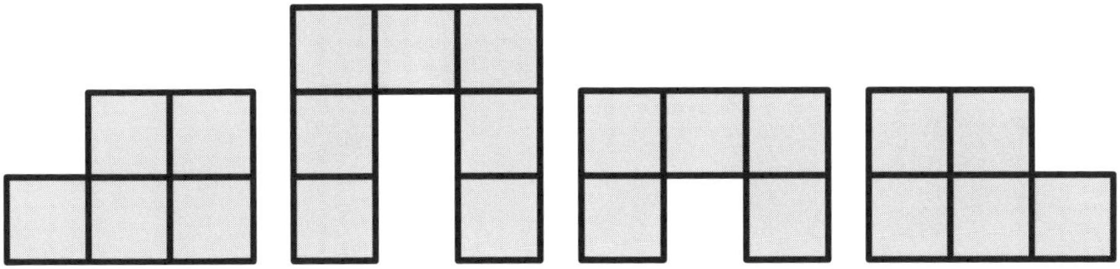

D
B
C
A

(　　)　(　　)　(　　)　(　　)

イメージセンサードリル❷

2

下段の図はそれぞれA～Dのどこから上段の図形を見たときのものか考えてください。

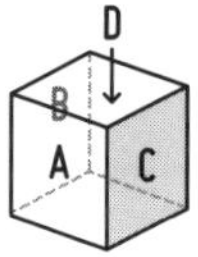

補足　A：正面から　B：Cの対面から
C：側面から　D：上から

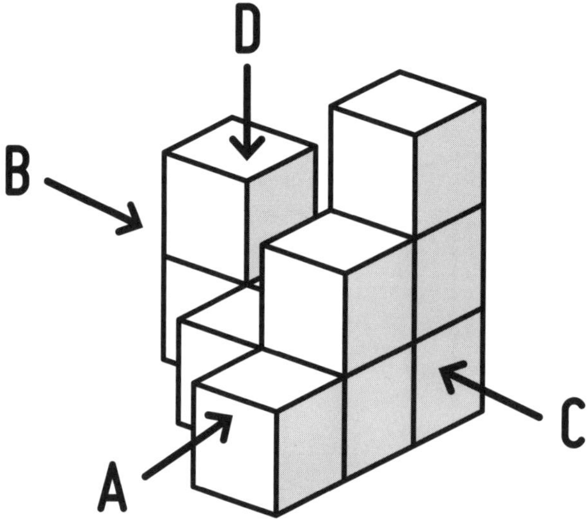

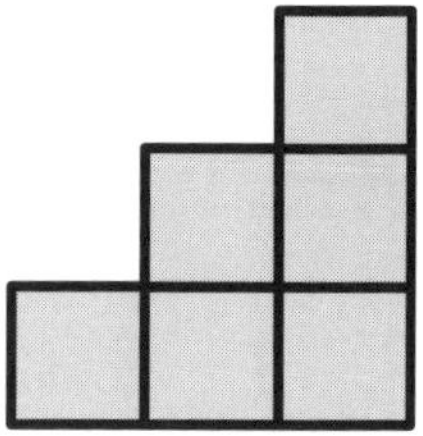
(　　)

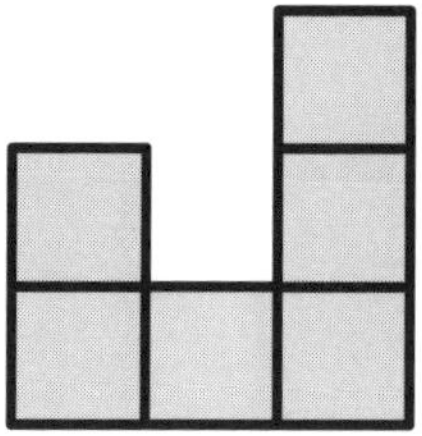
(　　)

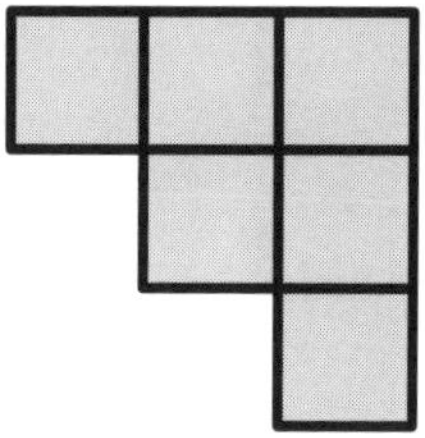
(　　)

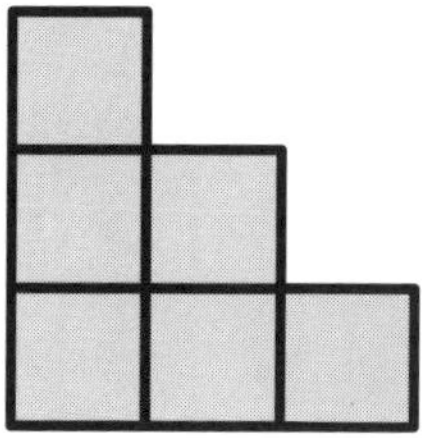
(　　)

下段の図はそれぞれA～Eのどこから上段の図形を見たときのものか考えてください。

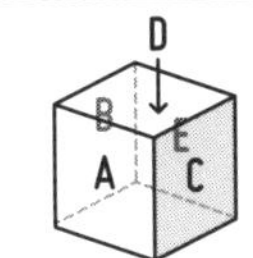

補足 A：正面から B：Cの対面から
C：側面から D：上から
E：奥から

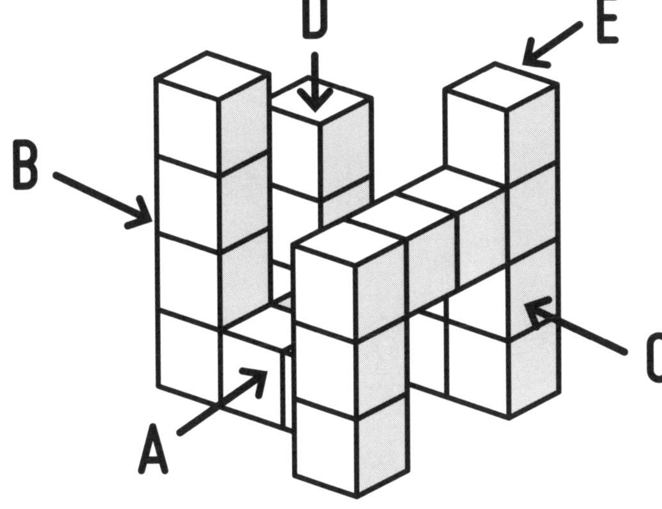

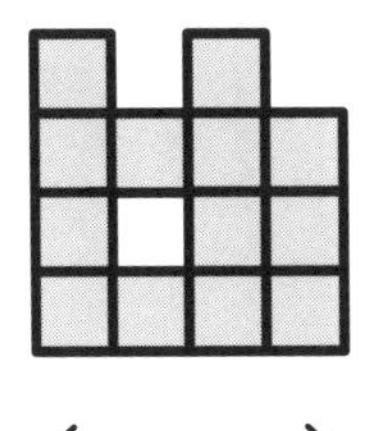 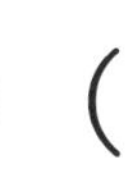 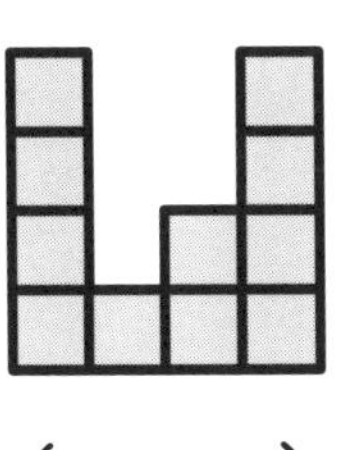 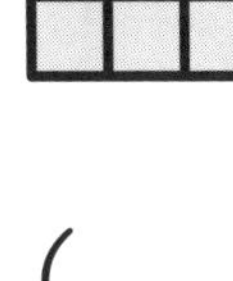 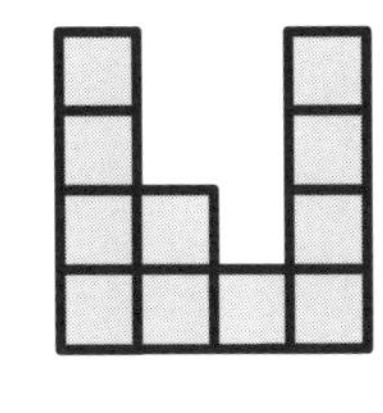 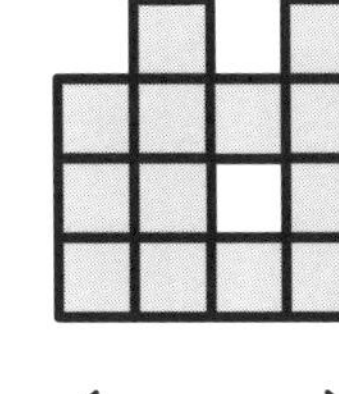

(　　) (　　) (　　) (　　) (　　)

下段の図はそれぞれA～Eのどこから上段の図形を見たときのものか考えてください。

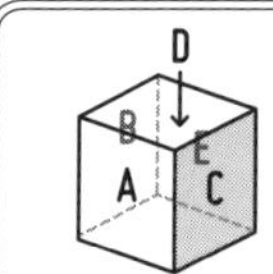

補足　A：正面から　B：Cの対面から
C：側面から　D：上から
E：奥から

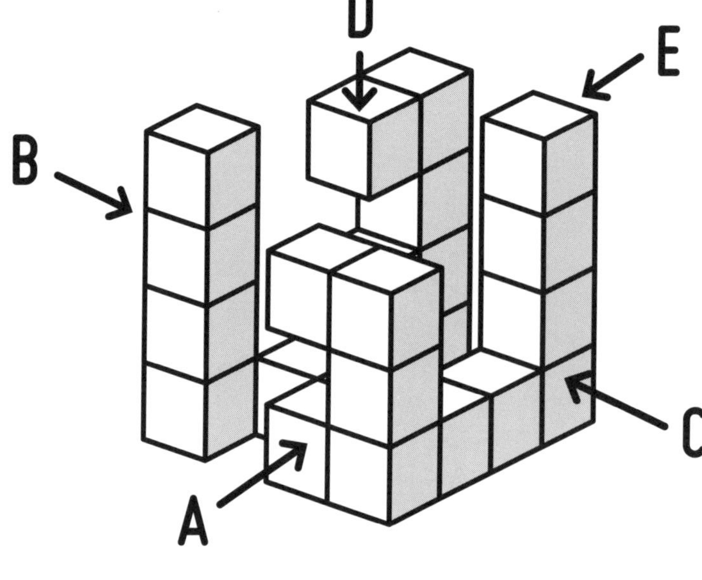

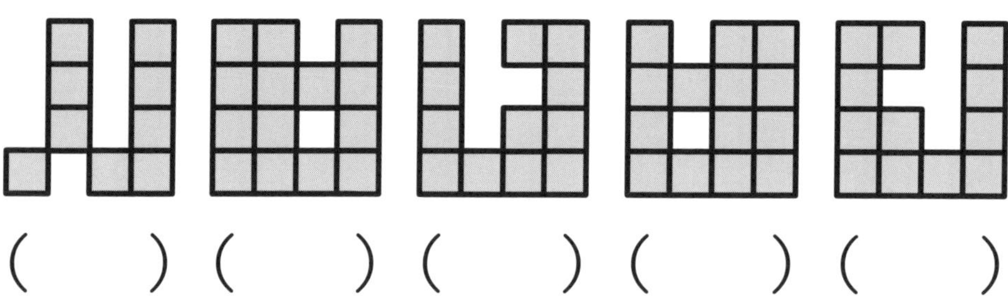

(　　) (　　) (　　) (　　) (　　)

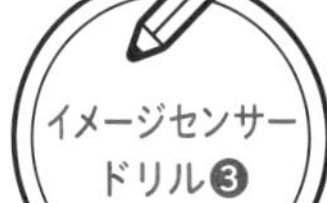

スタートから指示通りに進み、通ったマスを塗りつぶしたときにできる文字は何でしょう。実際に塗りつぶさず頭のなかでイメージしてください。

■ スタート　■ ゴール

↓3	←1	↖7	←3	↗6	↖7	↖2	↙2	↖7	←4
↖7	↓6	↘4	↖4	↑7	↓5	→6	↓5	↗3	←7
↖7	↘6	→1	↑6	↑4	↖6	↘4	←6	↓4	→3
↘5	↘7	↓2	↙6	↓3	↓5	↙6	↙1	↖5	↙3
↙3	↑6	↗4	←6	←2	↖7	↘7	↓2	←4	↗2
↘7	↖5	↖5	↓2	↓5	↙5	↗3	→2	↖7	↖7
→7	↘1	↖7	←3	↖7	↗2	↖7	↑7	↗2	→2
↘5	↖7	↖7	←6	↘3	↙2	↖7	→1	↖2	↗1
↗1	↗6（スタート）	↖7	↗4	↖7	↘5	↙4	（ゴール）	↖7	↖5
→1	↖7	→3	↓1	↓6	↖7	↖7	↓5	↙7	↘7

イメージセンサードリル❸

2

スタートから指示通りに進み、通ったマスを塗りつぶしたときにできる文字は何でしょう。実際に塗りつぶさず頭のなかでイメージしてください。

■ スタート　■ ゴール

↖3	↑6	↑7	↙7	↖7	↖7	↘2	↖7	↘3	↗2
↖7	↓7	↖7	↖5	↖7	←6	↖7	↙3	↘2	↙1
↖1	↗3	↘2	↘6	←1	↖7	↘4	↑2	↑6	↑3
↖7	→2	↖3	↖7	↖7	↑6	↖7	↙2	↖5	←7
↑2	↙3	↑6	↘3	↖3	↖7	↖1	↘6	↙7	↖6
↓6	↖7	↖7	↖7	←2	↓1	←5	↗5	↗1	←1
↘5	↖7	↖7	↖2	↗7	→5	←6	↖7	↖7	→4
←2	↖7	↙1	→7	↓2	↖7	↖7	↗4	↗7	↓3
↘4	(ゴール)	↙6	↖7	↖7	→3	↓3	↑7 (スタート)	↖2	↖7
→1	↙3	↑2	←2	←1	↖7	→6	↙2	↑7	↖7

3

スタートから指示通りに進み、通ったマスを塗りつぶしたときにできる文字は何でしょう。実際に塗りつぶさず頭のなかでイメージしてください。

■ スタート　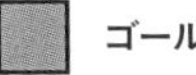 ゴール

↖7	→7	→7	↖2	→4	↑2	↓7	←4	↖7	→3
↖7	↑5	↘3	↖7	→5	↖7	↖4	←4	↖7	↖7
↖7	↙3	↖2	→3	↙1	↙2	↓3	↖1	→4	↖7
↑5	↖7	←3	↖6	↓1	↖7	→6	→6	↗1	↘7
↖7	↖1	→6	↑3	↙3	↙6	↖6	↖4	↖7	→5
↖7	→2	←5	↑3	↑1	↗3	→2	↑1	↓3	↖1
↘2	↖7	↘6	↘3	↖7	↙5	↗1	↗2	←4	→2
↖7	↖7	←2	↑4	↖6	↗6	↖5	↙3	↑6	↘4
↓3	↑3		←7	↖7	↙1	→5	↖7	←6	↓4
↖7	↑6	↓1	↗5	↙3	↖7	↗6	↓6	←7	↓7

イメージセンサードリル❸

4

スタートから指示通りに進み、通ったマスを塗りつぶしたときにできる文字は何でしょう。実際に塗りつぶさず頭のなかでイメージしてください。

■ スタート　■ ゴール

↓7	↗3	↖7	←2	↖7	↖1	↖7	↙2	↖3	↖7
↗6	↖6		↖7	↗7	↓7	↖3	←5	↗5	→7
←1	↖7	↖7	↖6	→5	↖7	↘2	↓6	↓3	↑6
→1	←3	↑1	↖7	↖7	↙6	↑1	↘2	↖1	↖7
↖7	↙6	→5	↑5	↘1	→4	↖7	↑3	↑4	↓3
↖6	↗1	←2	←1	↙3	↖7	↑7	↖7	↑6	↖2
↖7	↖7	↓5	↖7	↖7	↖7	↙3	↓2	↗3	←4
←3	↖7	↑3	↓1	→7	↖7	↘5	↖7	↖7	↓1
←4	↖7	↓5	↖1	↗2	↗4	↓6	←4	↘3	↘2
↓2	←7	↘6	↗6	→5	↗2	↓1	↘7	→3	↓3

イメージセンサードリル❸

5

スタートから指示通りに進み、通ったマスを塗りつぶしたときにできる文字は何でしょう。実際に塗りつぶさず頭のなかでイメージしてください。

■ スタート 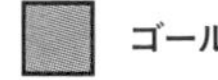

↓7	↗3	↖7	←2	↖7	↖1	↖7	↙2	↖3	↖7
↗6	↖6	→3	↖7	↗7	↘1	↖3	←5	↗5	→7
←1	↖7	↖7	↖6	→5	↖7	↓1	↓6	↓3	↑6
→1	←3	↑1	↖7	↖7	↙6	↙1	↘2	↖1	↖7
↖7	↙6	→5	↘3	↘1	←2	↖7	↑3	↑4	↓3
↖6	↗1	←2	←1	↙3	↖7	↑7	↖7	↑6	↖2
↖7	↖7	↓5	↖7	↖7	↖7	↙3	↓2	↗3	←4
←3	↖7	↑6	↓1	→7	↖7		↖7	↖7	↓1
←4	↖7	↓5	↖1	↗2	↗4	↓6	←4	↘3	↘2
↓2	←7	↘6	↗6	→5	↗2	↓1	↘7	→3	↓3

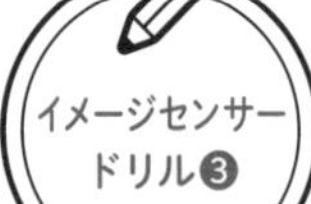

6

スタートから指示通りに進み、通ったマスを塗りつぶしたときにできる文字は何でしょう。実際に塗りつぶさず頭のなかでイメージしてください。

■ スタート　■ ゴール

↓7	↗3	↖7	←2	↖7	↖1	↖7	↙2	↖3	↖7
↗6	↖6	→5	↖7	↗7	↘1	↖3	↓2	↗5	→7
←1	↖7	↖7	↖6	→5	↖7	↓1	↓6	↓3	↑6
→1	←3	↑2	←1	↓1	↙6	↙1	←3	↖1	↖7
↖7	↙6	→5	↘3	↙2	←2	↖7	↑3	↑4	↓3
↖6	↗1	←2	←1	↙3	↖7	↑7	↖7	↑6	↖2
↖7	↓2	←1		↖7	↖7	↙3	↓2	←5	←4
←3	↖7	↑6	↓1	→7	↖7	↓3	↖7	↖7	↓1
←4	→7	↓5	↖1	↗2	↗4	↓6	←4	↑2	↘2
↓2	←7	↘6	↗6	→5	↗2	↓1	↘7	→3	↓3

イメージセンサードリルの答え

1	2	3	4	5
猿	横断歩道	ドレス	暴風雨	サンタクロース
卓球	タケノコ	赤ワイン	花嫁	空手

6	7	8	9	10
紅茶	ラグビー	ヒーロー	エレベーター	おしょうさん
ゆで玉子	サツマイモ	焼肉	蒸気	運動会

11	12	13	14	15
洗面器	ダンサー	スポットライト	スキューバダイビング	乗馬
潜水艦	牧場	家具	ダム	ピエロ

16	17	18	19	20
じゃんけん	魔法使い	ペットショップ	デート	はちまき
コンビニエンスストア	書道	マツタケ	氷山	歯医者

1	2	3	4	5
パン屋	どろぼう	ベビーカー	石像	タイマー
みそ汁	王冠	人形	テープ	回転寿司

6	7	8	9	10
数珠	スパイク	スコップ	海水浴場	展覧会
アイドル	トナカイ	納豆	オオカミ	アルミホイル

11	12	13	14	15
スケート	温度計	ドラム缶	ペットボトル	オムレツ
トラ	おでん	漬け物	熱帯魚	ブドウ

16	17	18	19	20
ホットケーキ	マグカップ	釣り針	テニスコート	落雷
塩	チーズ	段ボール	クレヨン	ナイフ

1	2	3	4	5
サーフィン	吊り橋	観覧車	担架	紙コップ
柔道	プロレス	ピアニスト	クジラ	チョコレート

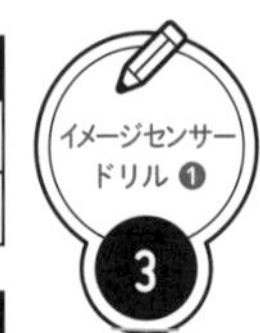

6	7	8	9	10
ビニール袋	ボクサー	パラソル	ティッシュペーパー	バトン
だんご	図書館	砂漠	滝	てんぐ

11	12	13	14	15
妖怪	ノートパソコン	星座	落とし穴	電球
サッカー	露天風呂	地平線	ジョギング	トンネル

16	17	18	19	20
ツバメ	自動販売機	ミュージカル	落ち葉	食パン
青空	絵本	白衣	バーベキュー	パーティー

1	2	3	4	5
折り紙	ミキサー	カレーライス	しっぽ	泥
暖炉	大豆	ブロッコリー	ブラシ	お祭り

6	7	8	9	10
鐘	さむらい	テント	宝石	ランプ
電池	体操	ホタル	竜	昆虫

11	12	13	14	15
レール	落語	コンサート	タイヤ	羽根
馬車	ベンチ	ヘルメット	水泳	ライター

16	17	18	19	20
化石	天国	えんぴつ	包帯	スピーカー
レンガ	スニーカー	焚き木	昆布	電波

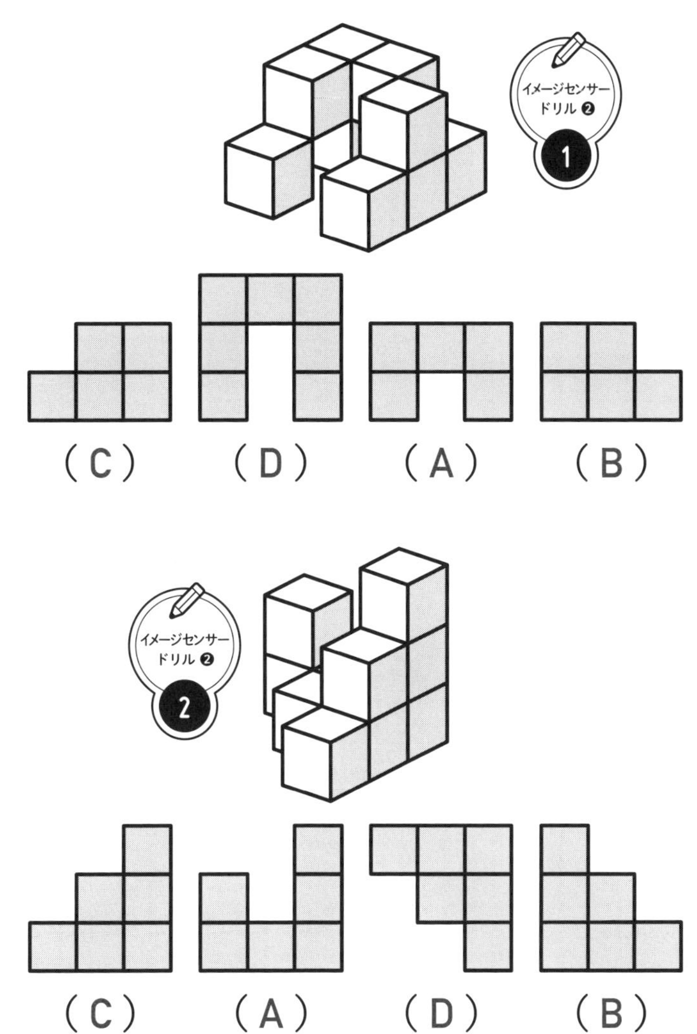
イメージセンサー
ドリル ❷
1
（C）
（D）
（A）
（B）
イメージセンサー
ドリル ❷
2
（C）
（A）
（D）
（B）

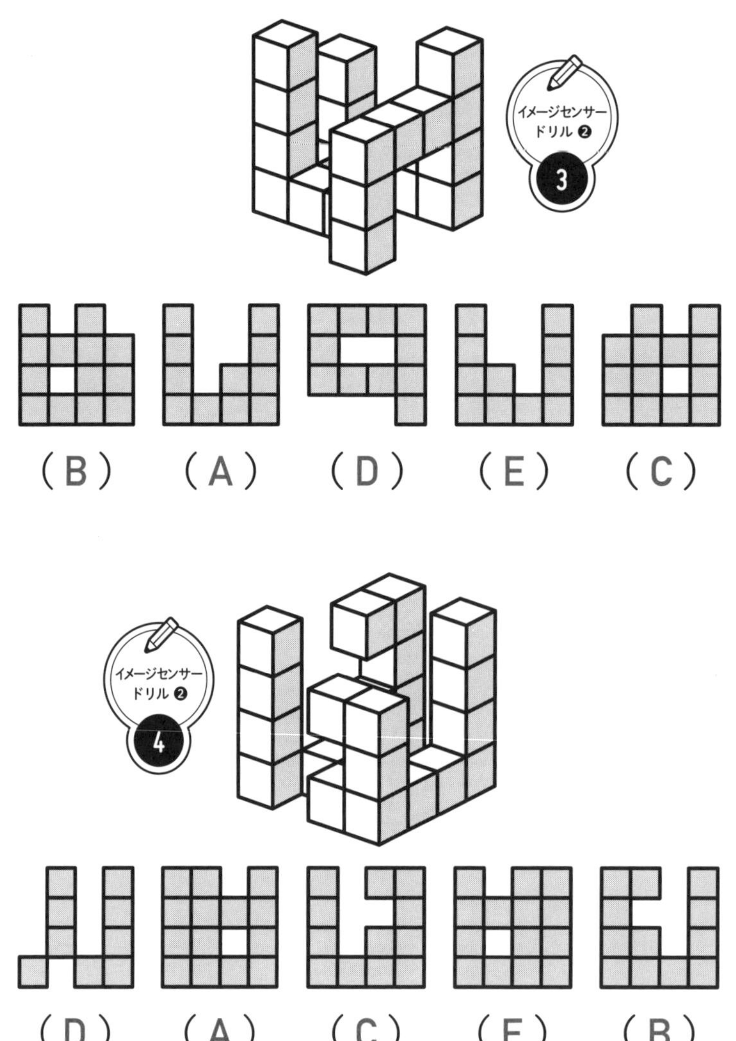
イメージセンサー
ドリル❷
3
（B）
（A）
（D）
（E）
（C）
イメージセンサー
ドリル❷
4
（D）
（A）
（C）
（E）
（B）

↓3	←1	↖7	←3	↗6	↖7	↖2	↙2	↖7	←4
↖7	↓6	↘4	↖4	↑7	↓5	→6	↓5	↗3	←7
↖7	↘6	→1	↑6	↑4	↖6	↘4	←6	↓4	→3
↘5	↘7	↓2	↙6	↓3	↓5	↙6	1	↖5	↙3
↙3	↑6	↗4	←6	←2	↖7	↘7	↓2	←4	↗2
↘7	↖5	↖5	↓2	↓5	5	↗3	→2	↖7	↖7
→7	↘1	↖7	←3	↖7	↗2	↖7	↑7	↗2	→2
↘5	↖7	↖7	←6	↘3	↙2	↖7	→1	↖2	↗1
↗1	↗6	↖7	↗4	↖7	↘5	↙4		↖7	↖5
→1	↖7	→3	↓1	↓6	↖7	↖7	↓5	↙7	↘7

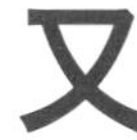

↖3	↑6	↑7	↙7	↖7	↖7	↘2	↖7	↘3	↗2
↖7	↓7	←7	↖5	↖7	←6	↖7	↙3	↘2	↙1
↖1	↗3	↘2	↘6	←1	↖7	↘4	↑2	↑6	↑3
↖7	→2	↖3	↖7	↖7	↑6	↖7	↙2	↖5	←7
↑2	↙3	↑6	↘3	↖3	↖7	↖1	↘6	↙7	↖6
↓6	↖7	↖7	↖7	←2	↓1	←5	↗5	↗1	←1
↘5	↖7	↖7	↖2	↗7	→5	←6	↖7	↖7	→4
←2	↖7	↙1	→7	↓2	↖7	↖7	↗4	↗7	↓3
↘4		↙6	↖7	↖7	→3	↓3	↑7	↖2	↖7
→1	↙3	↑2	←2	←1	↖7	→6	↙2	↑7	↖7

M

↖7	→7	→7	↖2	→4	↑2	↓7	←4	↖7	→3
↖7	↑5	↘3	↖7	→5	↖7	↖4	←4	↖7	↖7
↖7	↙3	↖2	→3	↙1	↙2	↓3	↖1	→4	↖7
↑5	↖7	←3	↖6	↓1	↖7	→6	→6	↗1	↘7
↖7	↖1	→6	↑3	↙3	↙6	↖6	↖4	↖7	→5
↖7	→2	←5	↑3	↑1	↗3	→2	↑1	↓3	↖1
↘2	↖7	↘6	↘3	↖7	↙5	↗1	↗2	←4	→2
↖7	↖7	←2	↑4	↖6	↗6	↖5	↙3	↑6	↘4
↓3	↑3	(blank)	←7	↖7	↙1	→5	↖7	←6	↓4
↖7	↑6	↓1	↗5	↙3	↖7	↗6	↓6	←7	↓7

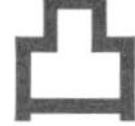

↓7	↗3	↖7	←2	↖7	↖1	↖7	↙2	↖3	↖7
↗6	↖6	(blank)	↖7	↗7	↓7	↖3	←5	↗5	→7
←1	↖7	↖7	↖6	→5	↖7	↘2	↓6	↓3	↑6
→1	←3	↑1	↖7	↖7	↙6	↑1	↘2	↖1	↖7
↖7	↙6	→5	↑5	↘1	→4	↖7	↑3	↑4	↓3
↖6	↗1	←2	←1	↙3	↖7	↑7	↖7	↑6	↖2
↖7	↖7	↓5	↖7	↖7	↖7	↙3	↓2	↗3	←4
←3	↖7	↑3	↓1	→7	↖7	↘5	↖7	↖7	↓1
←4	↖7	↓5	↖1	↗2	↗4	↓6	←4	↘3	↘2
↓2	←7	↘6	↗6	→5	↗2	↓1	↘7	→3	↓3

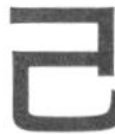

↓7	↗3	↖7	←2	↖7	↖1	↖7	↙2	↖3	↖7
↗6	↖6	→3	↖7	↗7	↘1	3	←5	↗5	→7
←1	↖7	↖7	↖6	→5	↖7	↓1	↓6	↓3	↑6
→1	←3	↑1	↖7	↖7	↙6	↙1	↘2	↖1	↖7
↖7	↙6	→5	↘3	↘1	←2	↖7	↑3	↑4	↓3
↖6	↗1	←2	←1	↙3	↖7	↑7	↖7	↑6	↖2
↖7	↖7	↓5	↖7	↖7	↖7	↙3	↓2	↗3	←4
←3	↖7	↑6	↓1	→7	↖7		↖7	↖7	↓1
←4	↖7	↓5	↖1	↗2	↗4	↓6	←4	↘3	↘2
↓2	←7	↘6	↗6	→5	↗2	↓1	↘7	→3	↓3

R

↓7	↗3	↖7	←2	↖7	↖1	↖7	↙2	↖3	↖7
↗6	↖6	→5	↖7	↗7	↘1	↖3	↓2	↗5	→7
←1	↖7	↖7	↖6	→5	↖7	↓1	↓6	↓3	↑6
→1	←3	↑2	←1	↓1	↙6	↙1	←3	↖1	↖7
↖7	↙6	→5	↘3	↙2	←2	↖7	↑3	↑4	↓3
↖6	↗1	←2	←1	↙3	↖7	↑7	↖7	↑6	↖2
↖7	↓2	←1		↖7	↖7	↙3	↓2	←5	←4
←3	↖7	↑6	↓1	→7	↖7	↓3	↖7	↖7	↓1
←4	→7	↓5	↖1	↗2	↗4	↓6	←4	↑2	↘2
↓2	←7	↘6	↗6	→5	↗2	↓1	↘7	→3	↓3

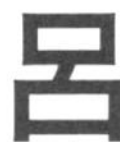

暗唱チャレンジ 2-2

90ページの文章を思い出しながら、空欄に入る言葉を考えてください。できたら90ページを見て答えを確かめましょう。

□

□はあまりに□

せめては□をきて

□にいでてみん。

□が□を□とき

□の□に□

われひとり□を□

□の□の□

うら□の□心まかせに。

『旅上』萩原朔太郎

関連
センサードリル

関連センサードリル

1

絵を正しい順番に直す

1列に5つの絵が並んでいます。左の絵から右の絵へ順番通りに、ストーリーをつくってください。内容は自由です。

ストーリーを1列ずつつくり、5列分できたら、バラバラになった絵の順を正しく直してください。

例題

絵を左から順に使ってストーリーをつくったら、
バラバラになった絵の順を、何も見ずに直してください。

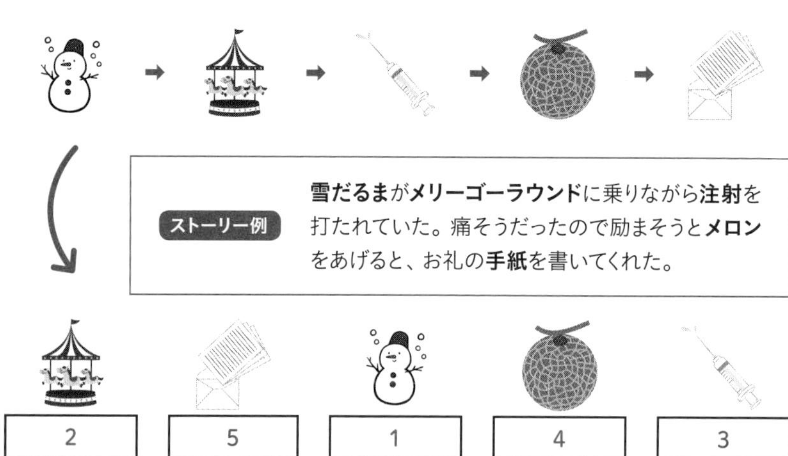

関連センサードリル

2

特徴を見つけ出す

枠内のマークと言葉、顔と名前を結びつけて関連づけましょう。形や印象から自由にイメージやストーリーをつくって結びつけてください。関連づけられたら、何も見ずに特徴を思い出しながら、空欄に入る言葉を考えてください。

例題

マークやイラストと言葉を関連づけます。一通り完成したら、空欄に入る言葉を考えてください。

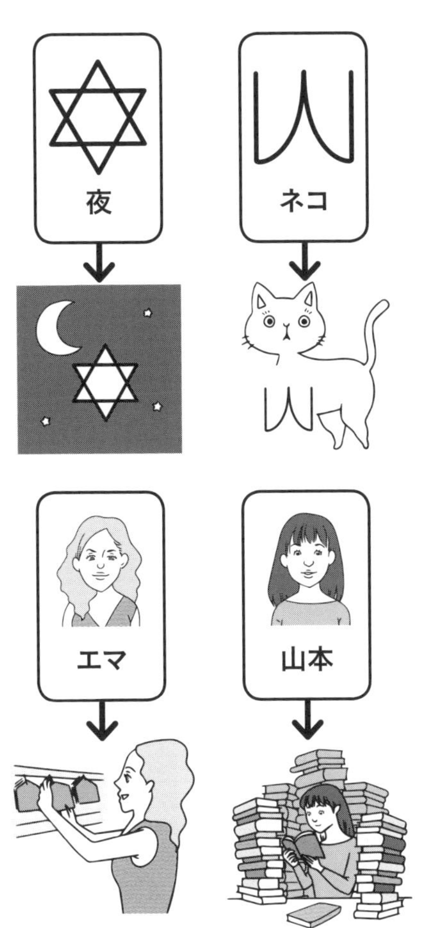

関連センサードリル

3

数字をものにたとえる

数字を形が似ているものに置き換えてイメージ化しましょう。イメージ化できたら、下段の言葉と組み合わせてイメージをつくったり並び通りにストーリーをつくったりして、頭に入れてください。頭に入ったら、それらを思い出しながら空欄に入る言葉や数字を考えてください。

例題 数字を似た形のものに置き換えてイメージ化し、並び通りにストーリーをつくりましょう。完成したら正しい順に並べてください。

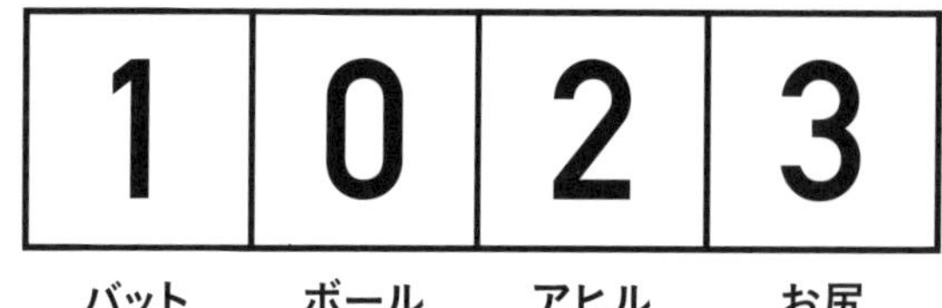

イメージ例 バット　ボール　アヒル　お尻

ストーリー例 バット(1)でボール(0)を打ったらアヒル(2)のお尻(3)にぶつかった。

1	0	2	3

5つの絵を左から順に使って、自由にストーリーをつくってください。5列分できたら129ページへ。

❶ 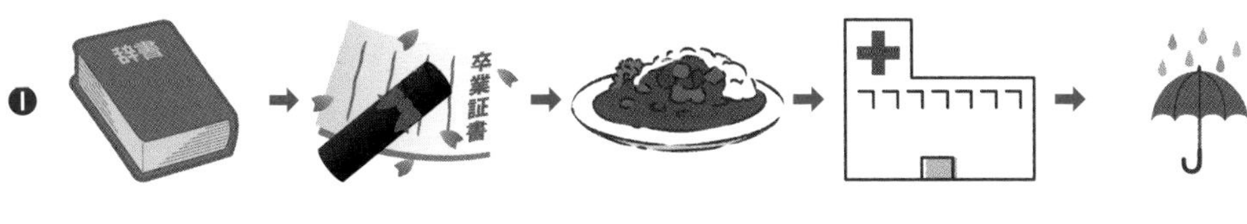

❷ 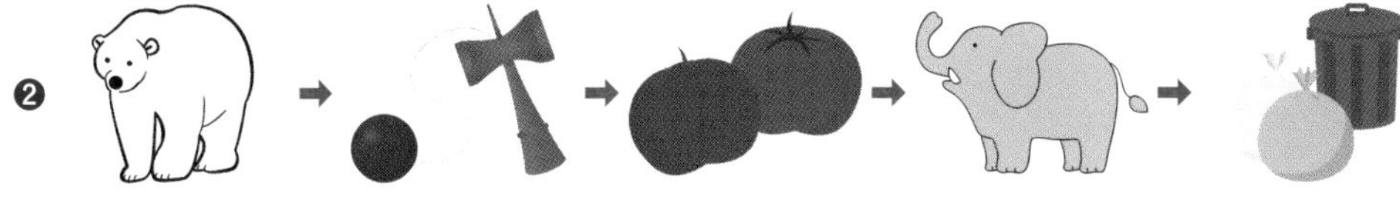

❸ 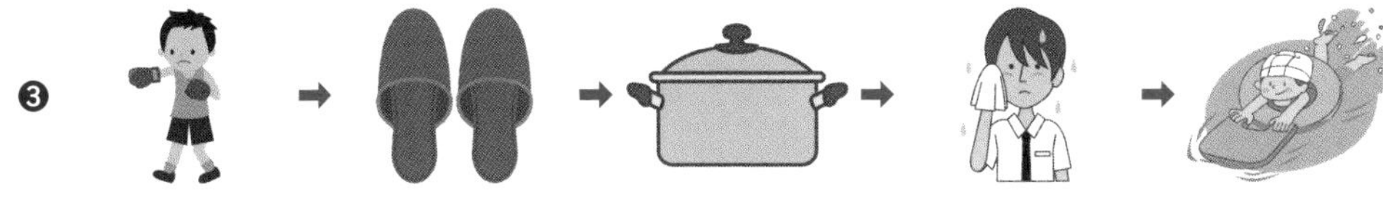

❹ 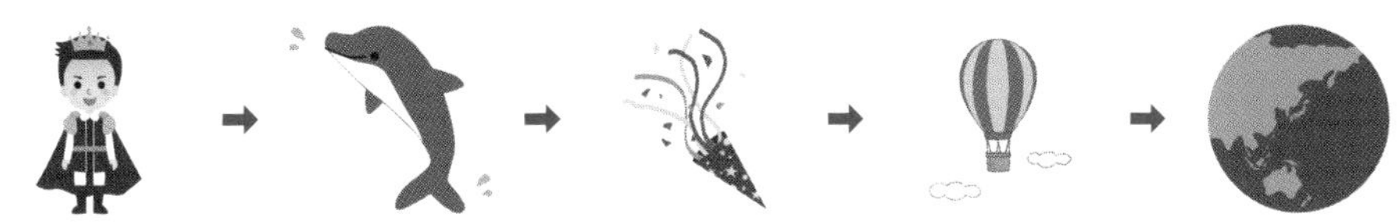

❺ 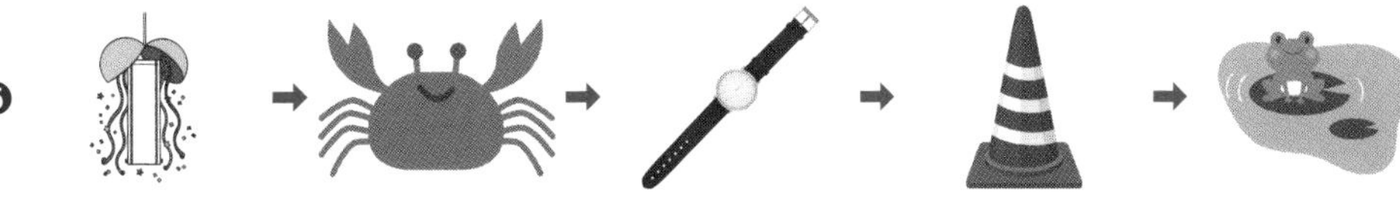

関連センサードリル❶

2

5つの絵を左から順に使って、自由にストーリーをつくってください。5列分できたら130ページへ。

関連センサードリル❶

3

5つの絵を左から順に使って、自由にストーリーをつくってください。5列分できたら131ページへ。

❶ 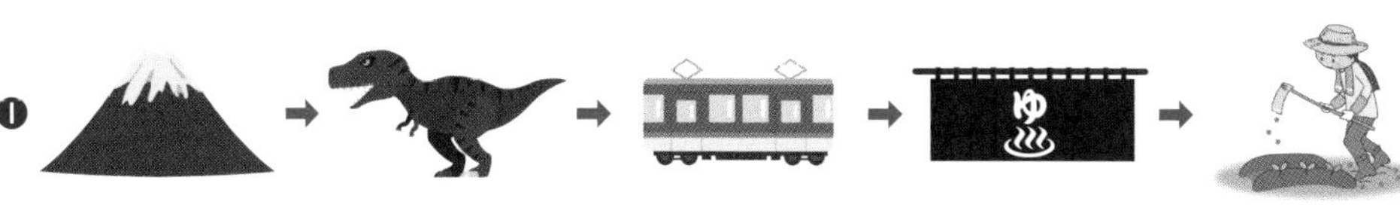

❷ 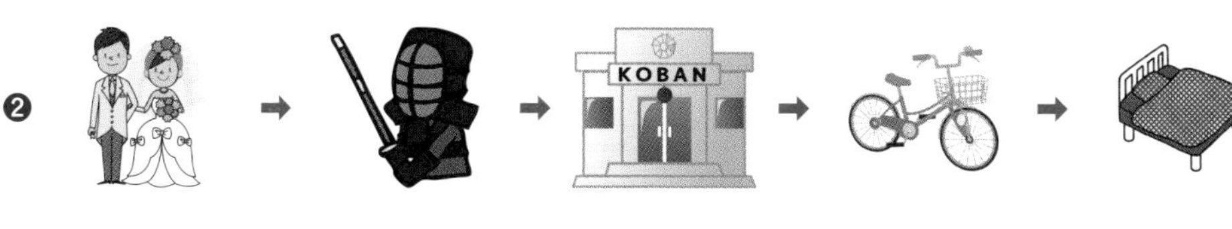

❸ 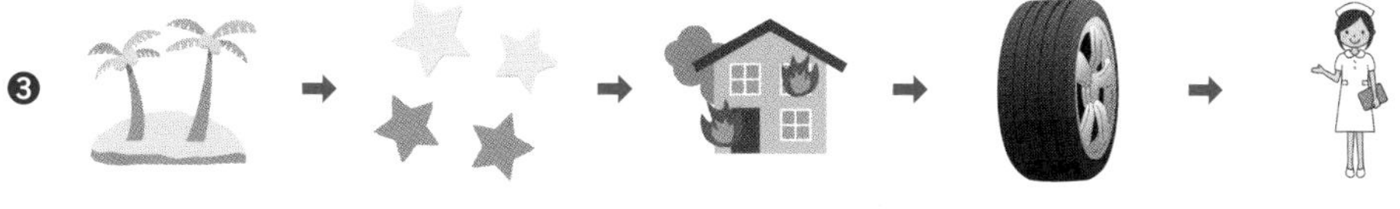

❹ 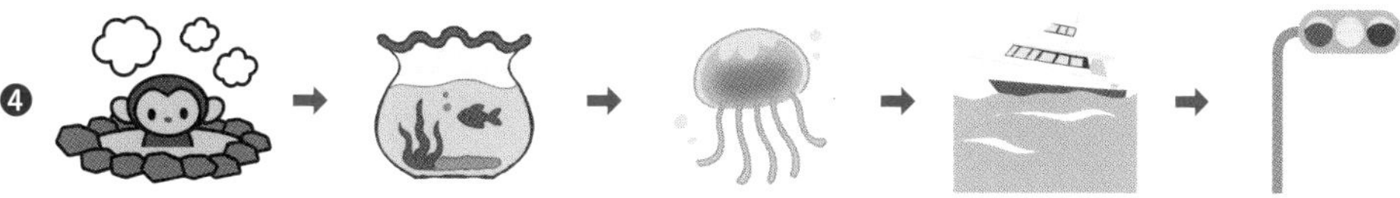

❺ 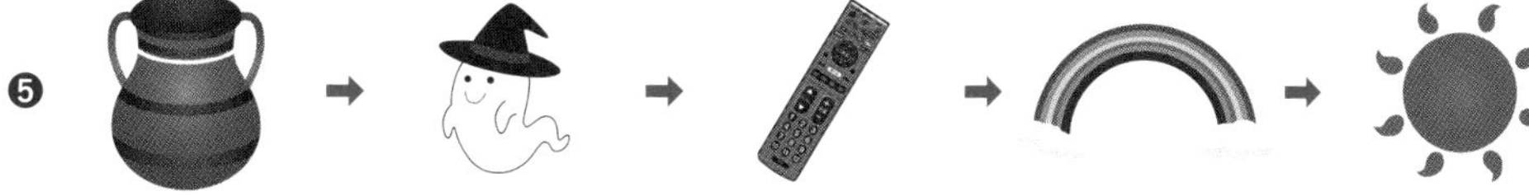

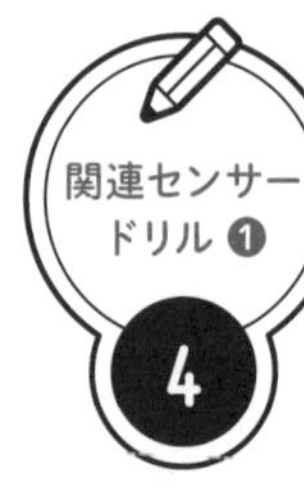
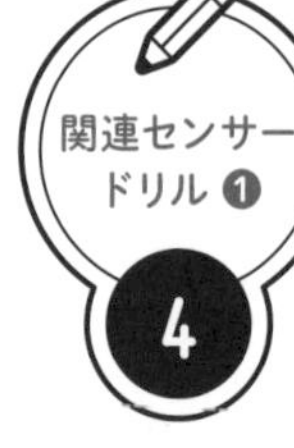

5つの絵を左から順に使って、自由にストーリーをつくってください。5列分できたら132ページへ。

❶ → → → →

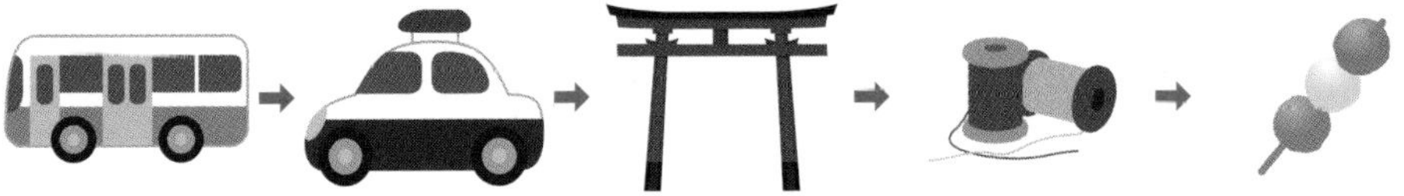

❷ → → → →

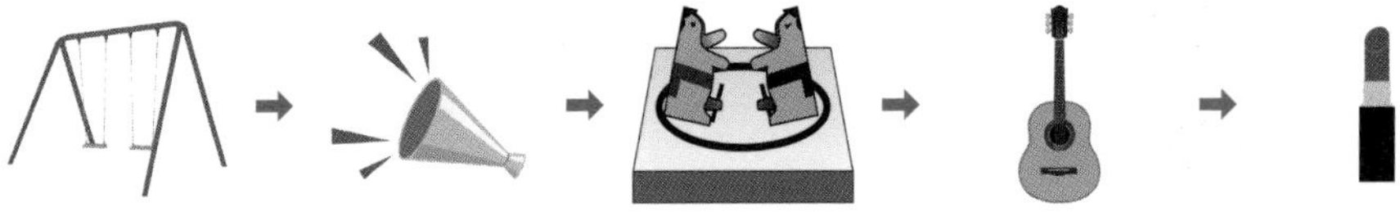

❸ → → → →

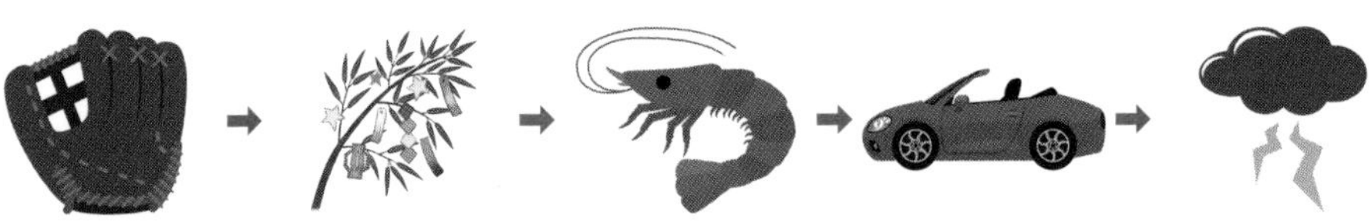

❹ → → → →

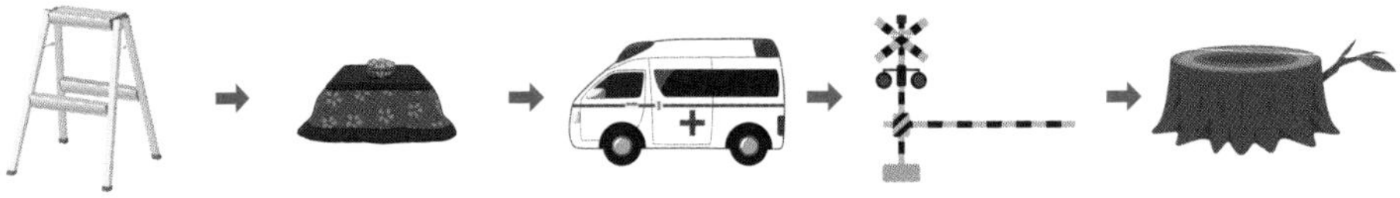

❺ → → → →

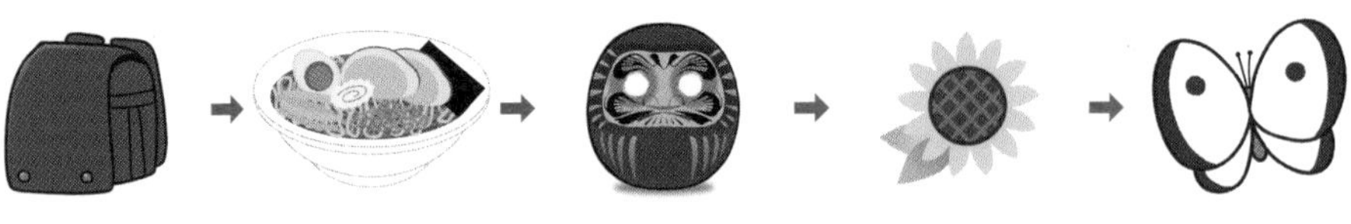

関連センサードリル❶

1

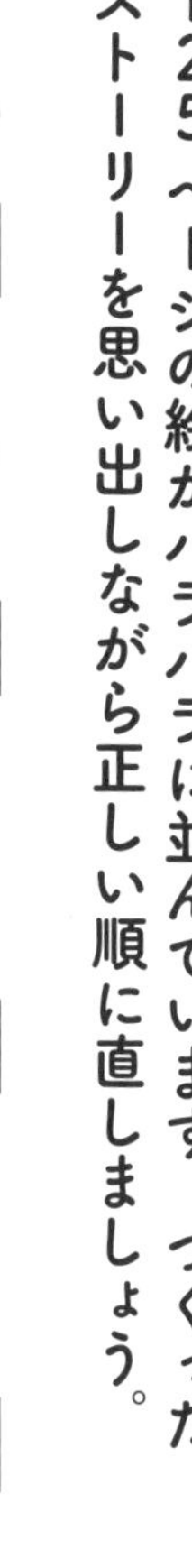

125ページの絵がバラバラに並んでいます。つくったストーリーを思い出しながら正しい順に直しましょう。

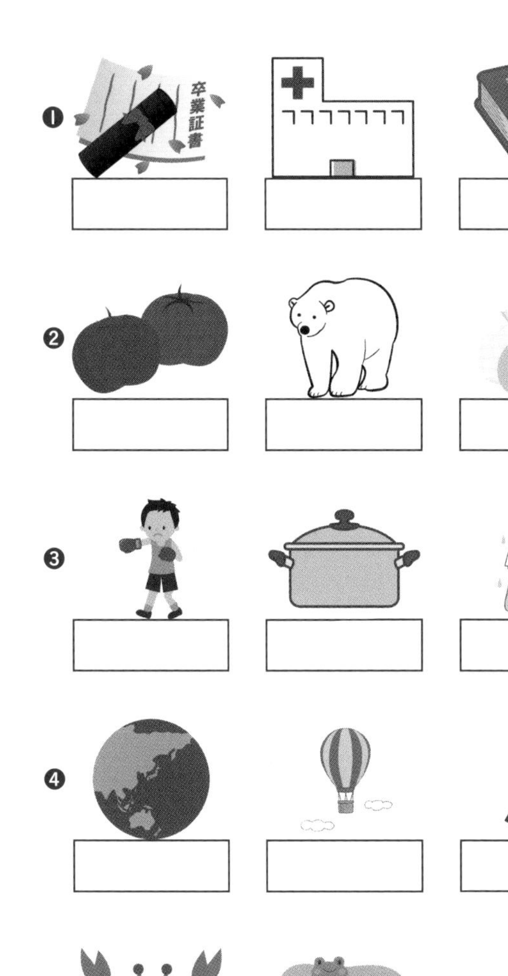

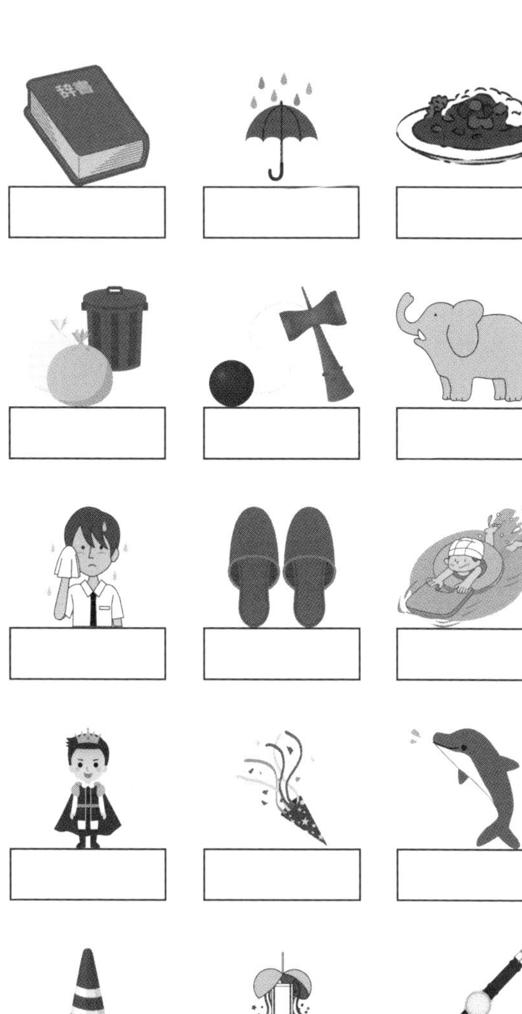

関連センサードリル ❶

2

126ページの絵がバラバラに並んでいます。つくったストーリーを思い出しながら正しい順に直しましょう。

関連センサードリル❶

3

127ページの絵がバラバラに並んでいます。つくったストーリーを思い出しながら正しい順に直しましょう。

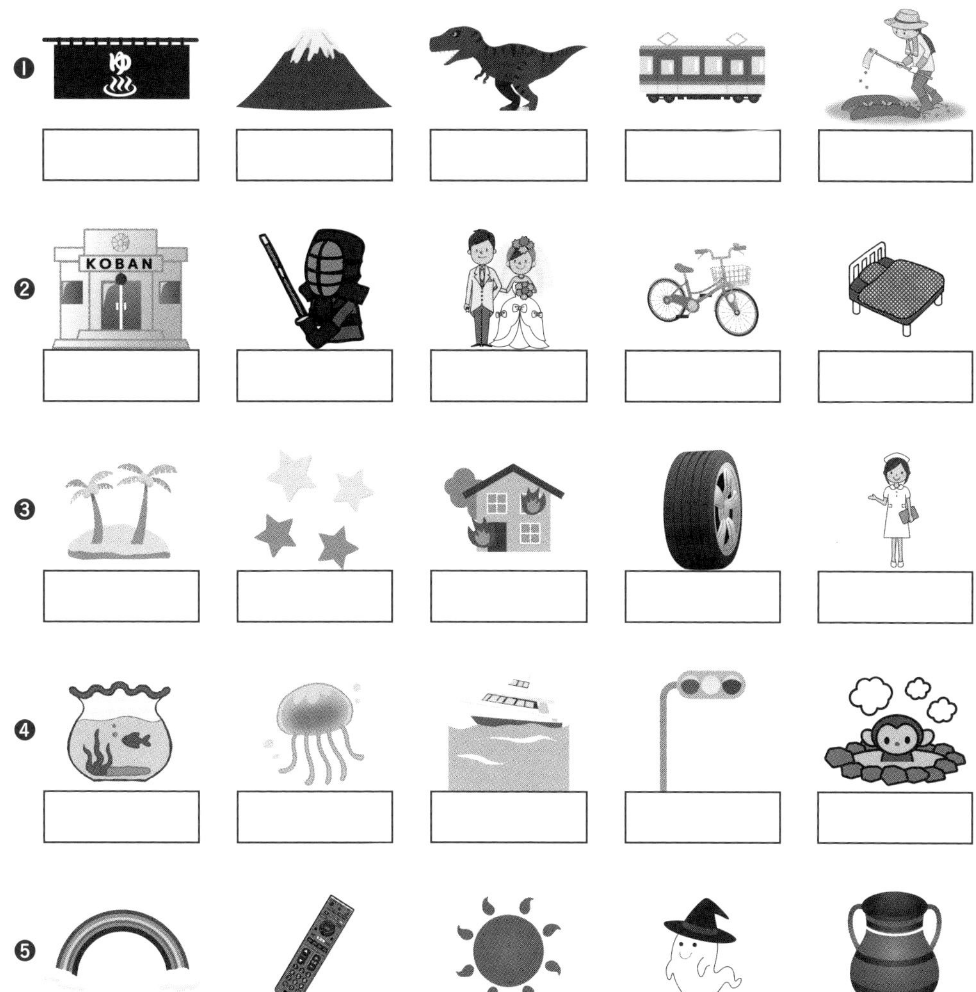

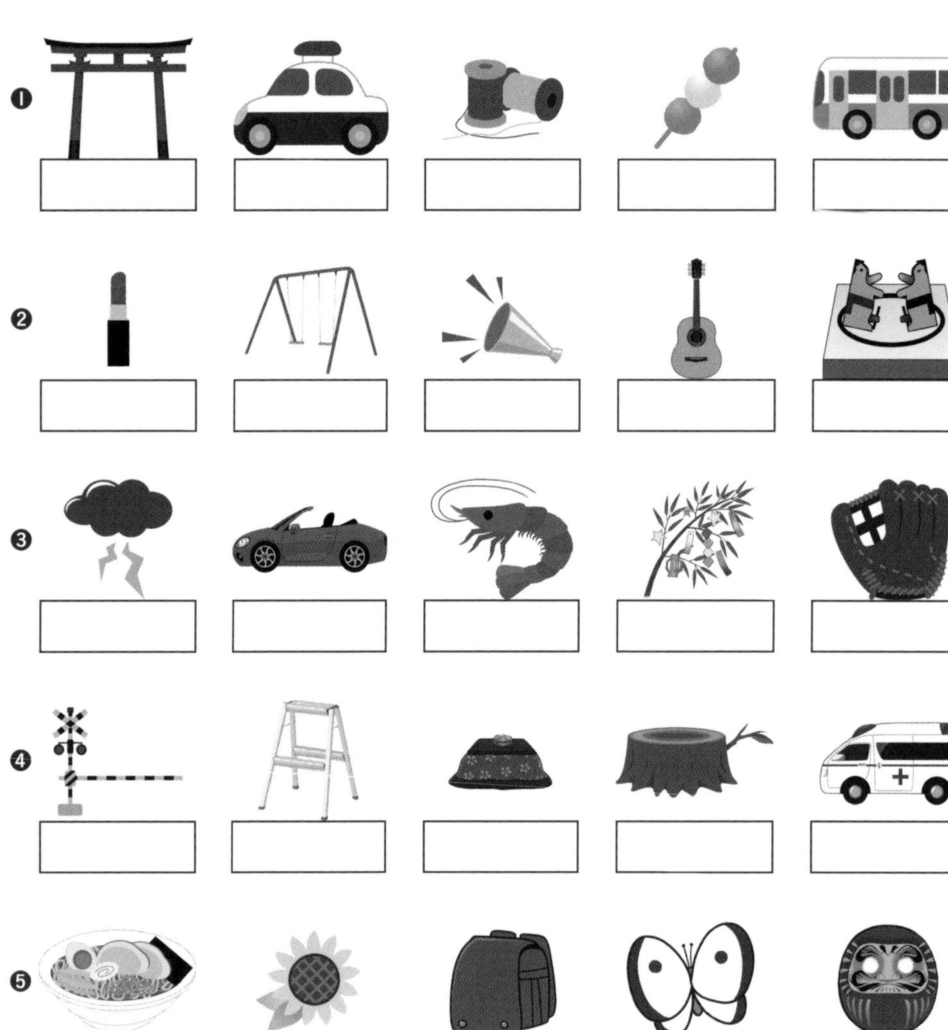

関連センサードリル❶

4

128ページの絵がバラバラに並んでいます。つくったストーリーを思い出しながら正しい順に直しましょう。

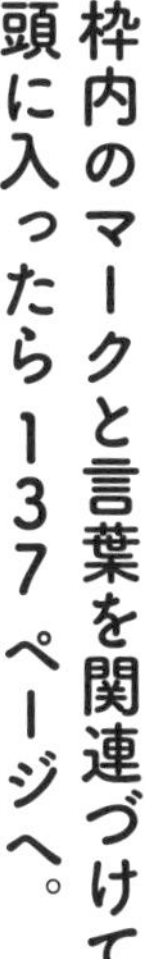
枠内のマークと言葉を関連づけて、頭に入ったら137ページへ。

オリンピック

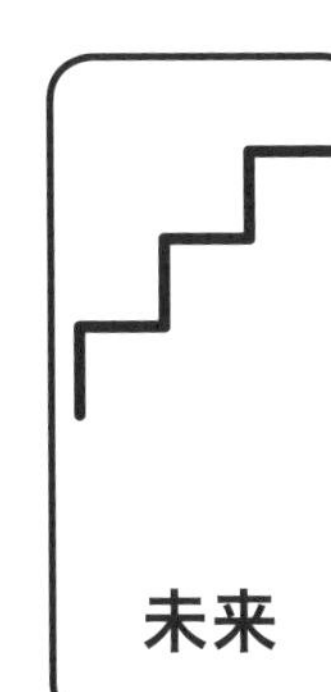

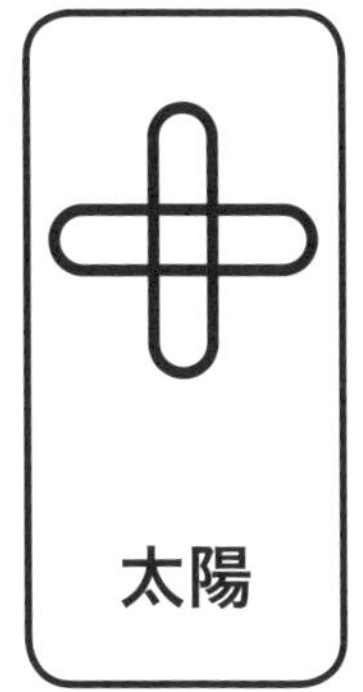

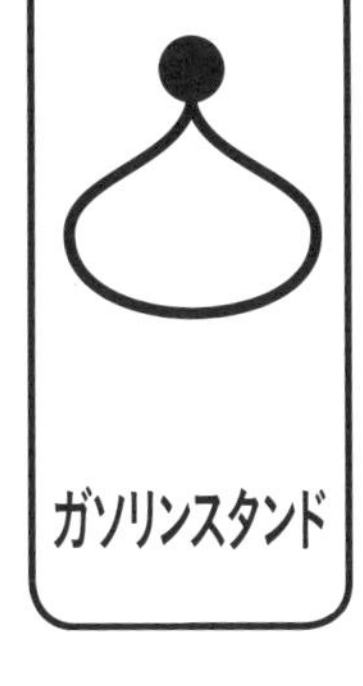

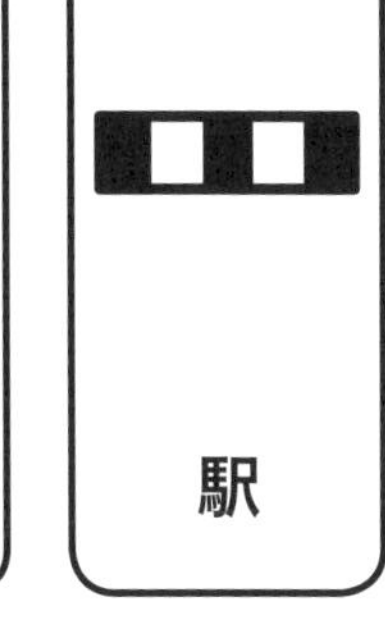

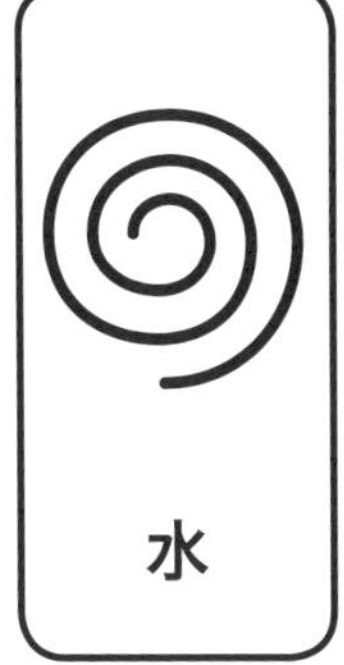

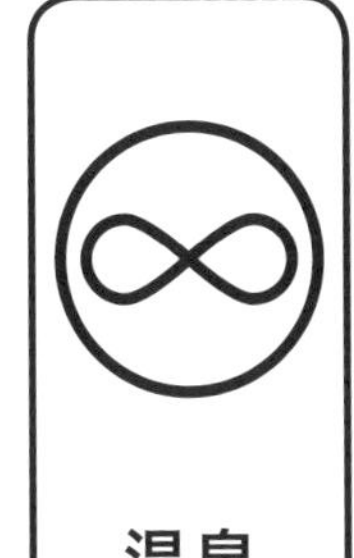

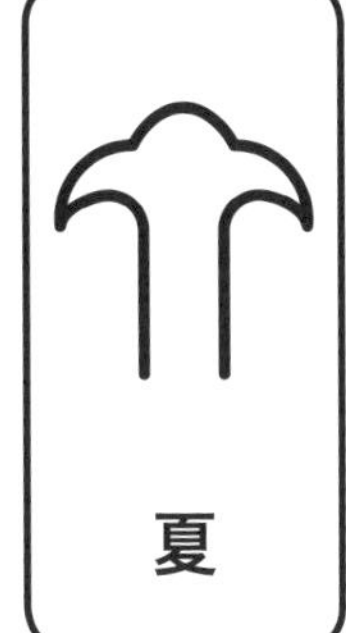

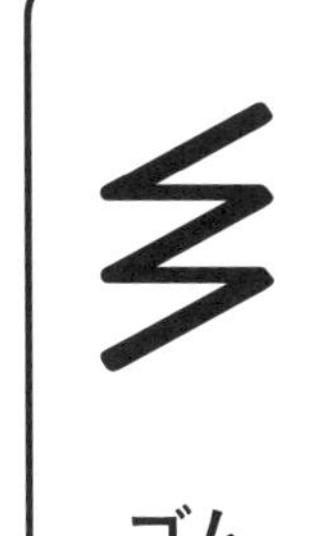

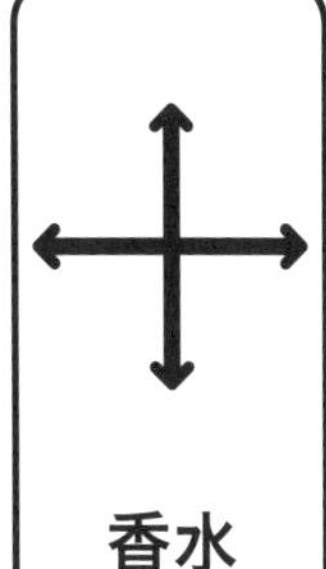

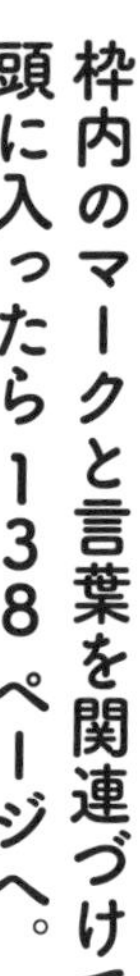

枠内のマークと言葉を関連づけて、
頭に入ったら138ページへ。

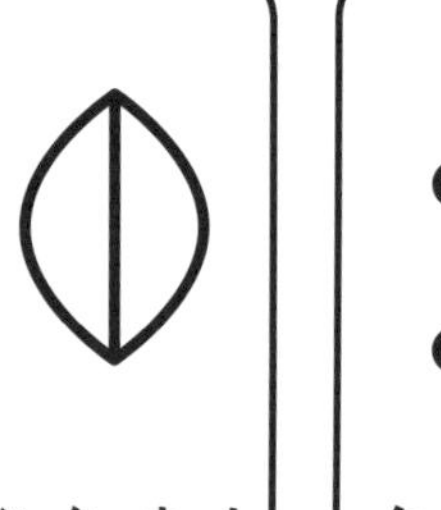

インターネット

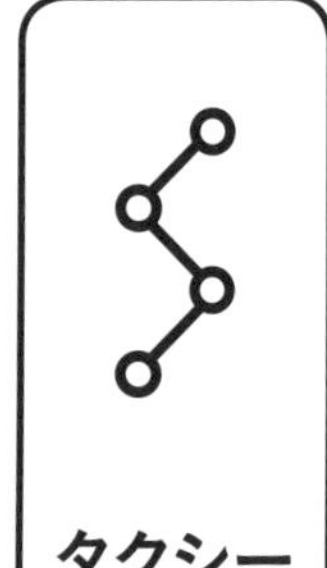

タクシー

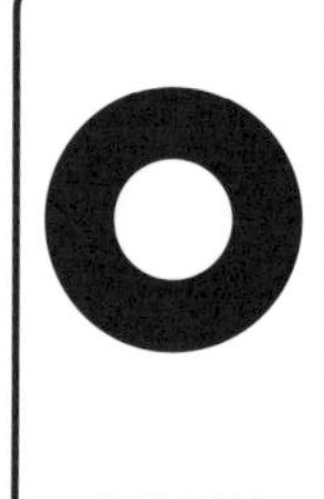

太平洋

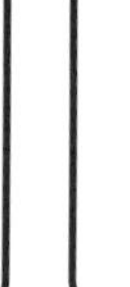

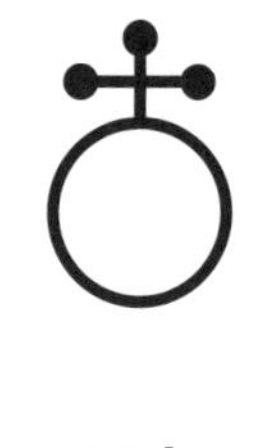

医者

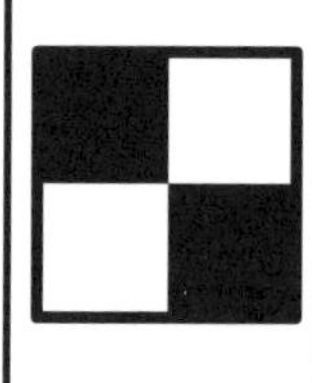

結婚式

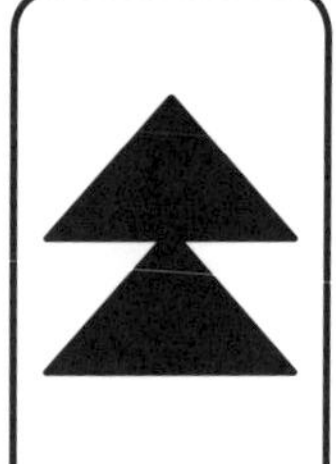

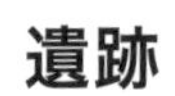

遺跡

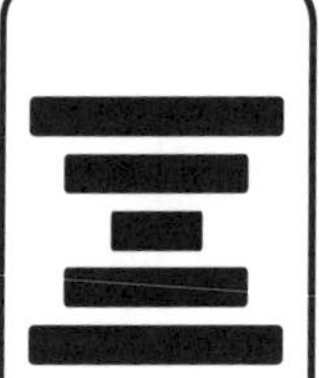

地下鉄

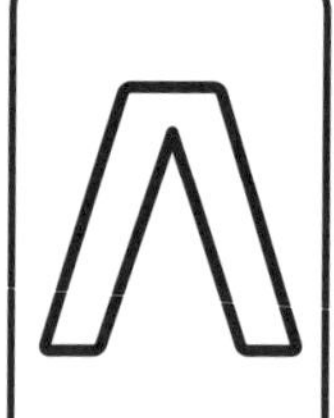

男性

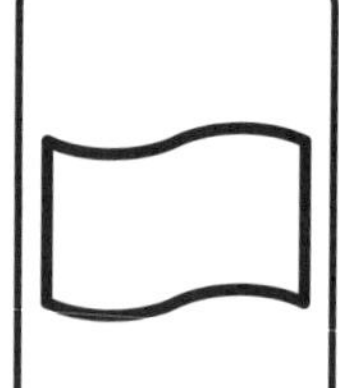

映画

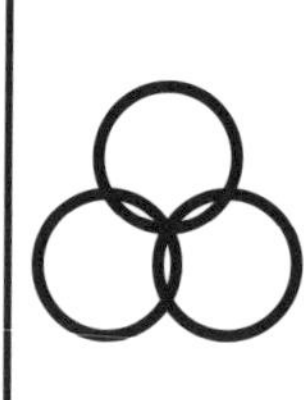

エンジン

5人のイラストと名前を関連づけて、頭に入ったら139ページへ。

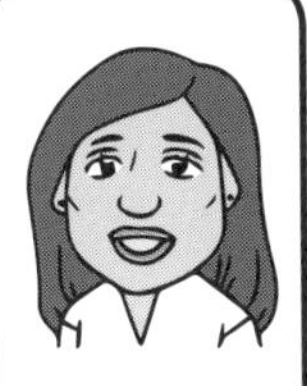

バラクリ
シュナン

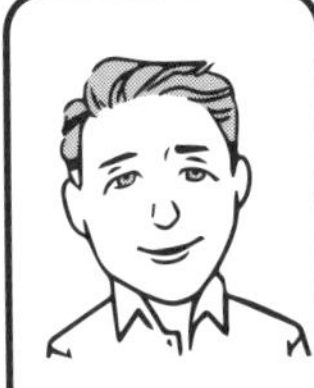

エインズ
ワース

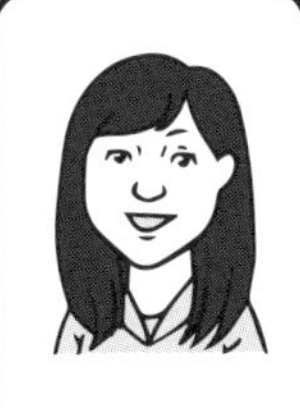

桜井

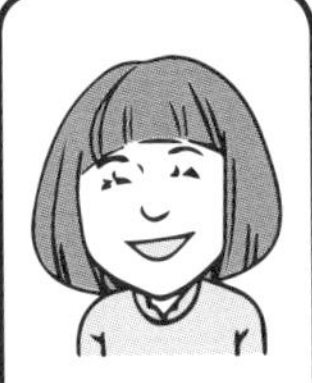

平石

野尻

5人のイラストと名前を関連づけて、頭に入ったら140ページへ。

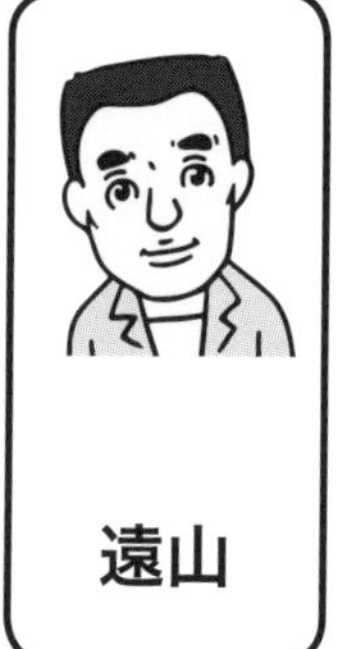

遠山

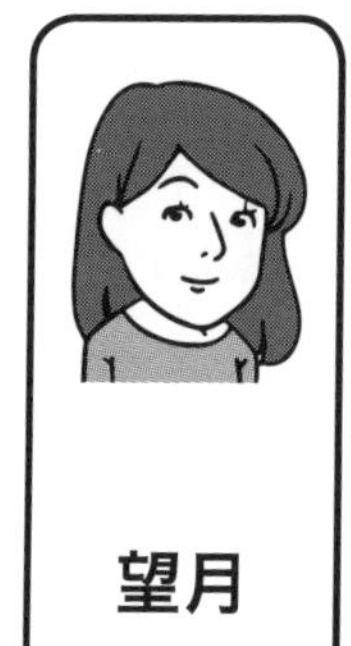

望月

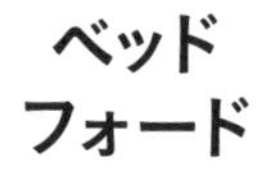

ベッド
フォード

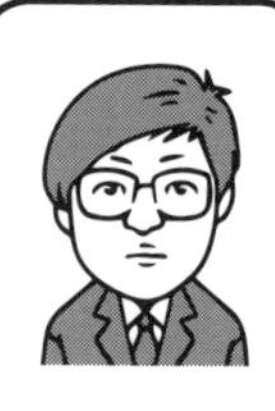

羽田

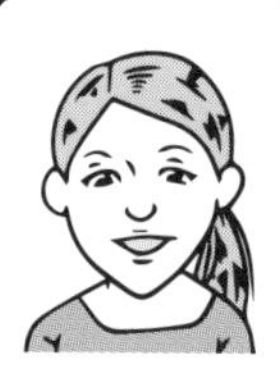

シェーン
ベルク

関連センサードリル❷

1

133ページのマークがバラバラに並んでいます。特徴を思い出しながら、入る言葉を考えてください。

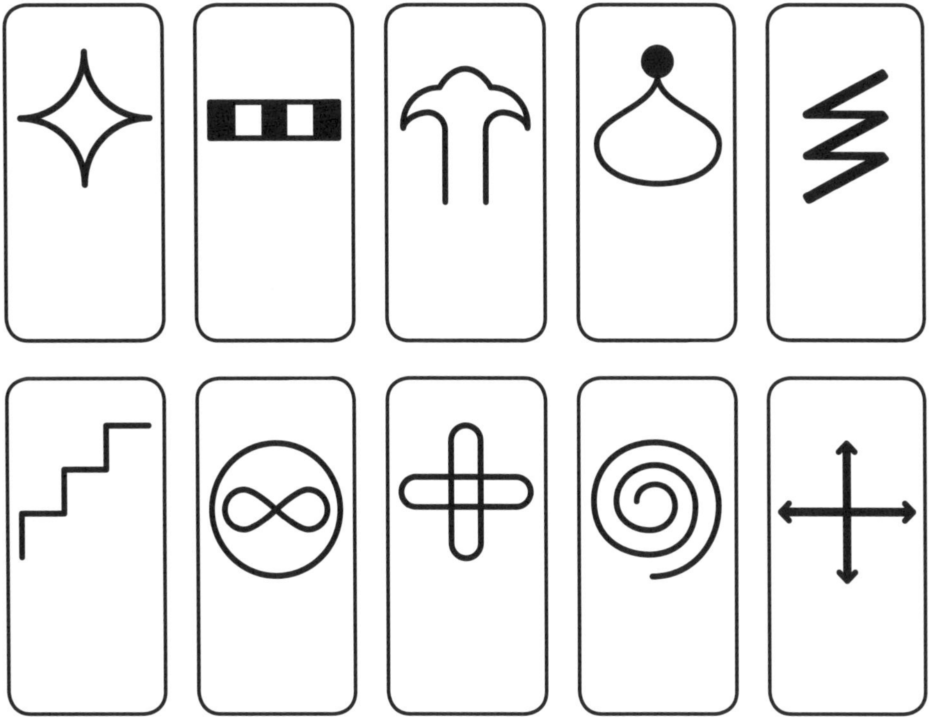

関連センサードリル❷

2

134ページのマークがバラバラに並んでいます。
特徴を思い出しながら、入る言葉を考えてください。

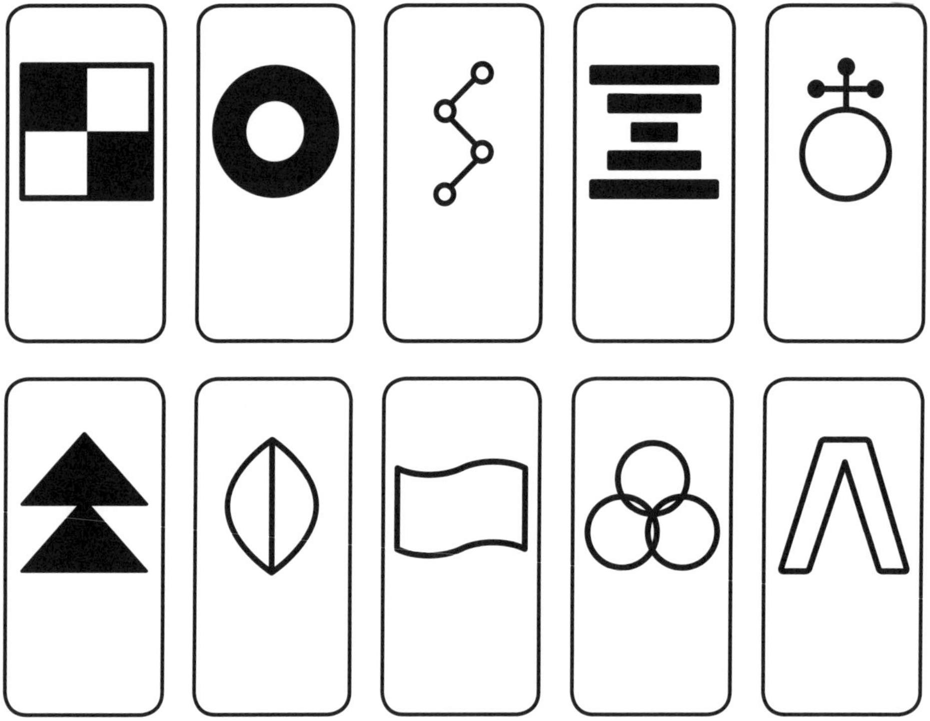

135ページの顔がバラバラに並んでいます。
特徴を思い出しながら、入る名前を考えてください。

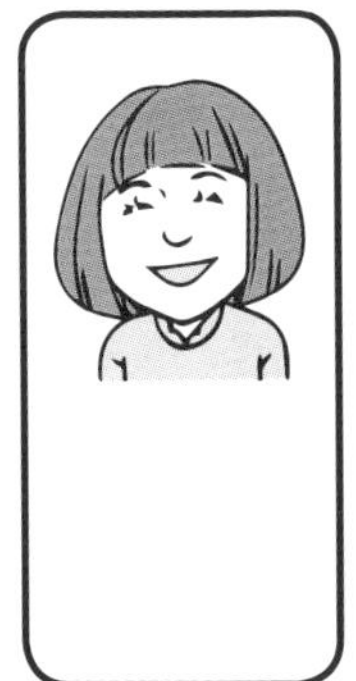

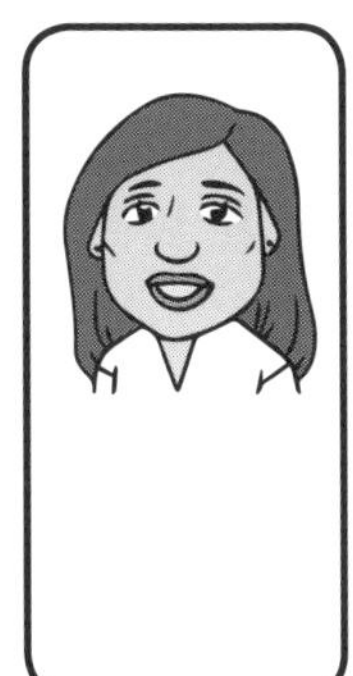
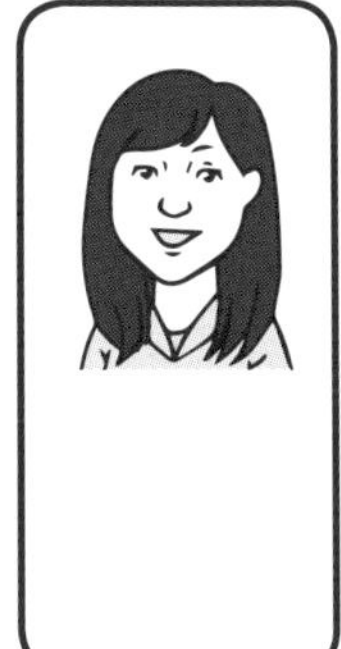
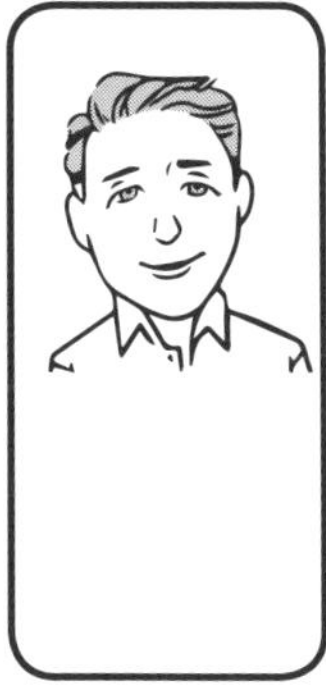

136ページの顔がバラバラに並んでいます。特徴を思い出しながら、入る名前を考えてください。

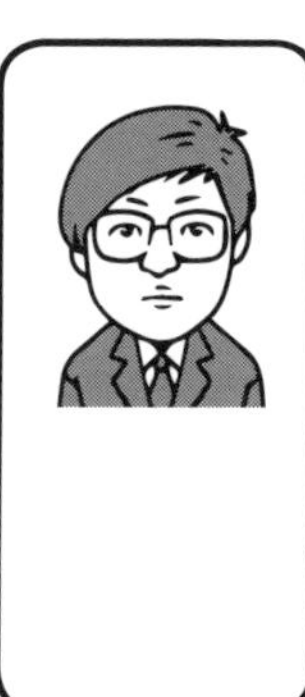
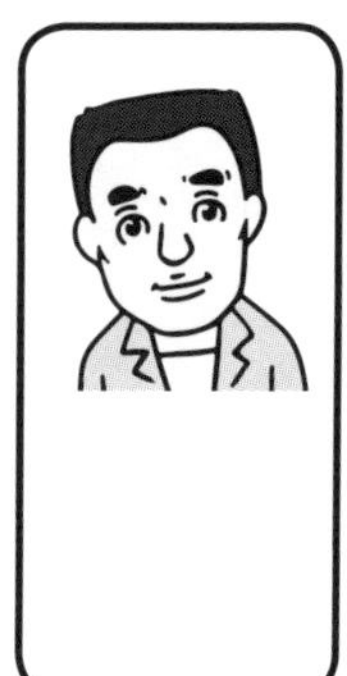
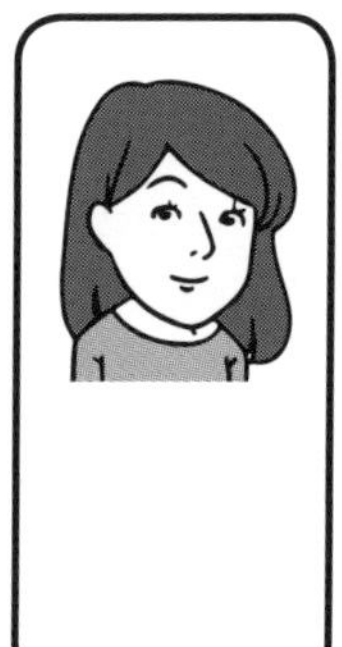

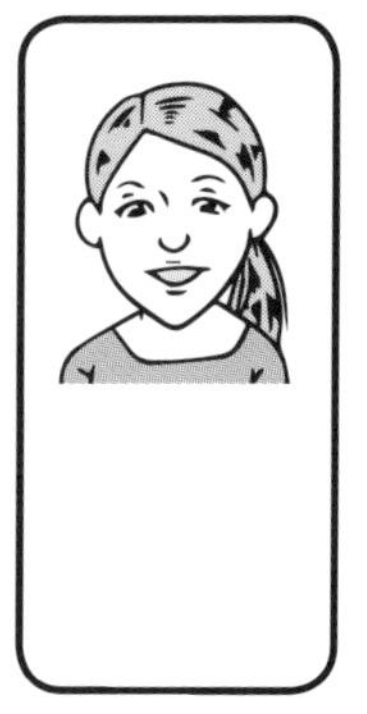

関連センサードリル❸

1

上段の言葉は、それぞれの数字に形が似ているものです。上段の言葉と下段の言葉を組み合わせて、面白いイメージをつくってください。イメージできたら147ページへ。

1：煙突	2：アヒル	3：耳
ゴリラ	スケート	洗たくばさみ

4：ヨット	5：カギ	6：さくらんぼ
ゾウ	えんぴつ削り	みそ汁

7：ハンマー	8：雪だるま	9：テニスラケット
玉子	ニンジン	トマト

関連センサードリル❸

2

上段の言葉は、それぞれの数字に形が似ているものです。上段の言葉と下段の言葉を組み合わせて、面白いイメージをつくってください。イメージできたら148ページへ。

1：えんぴつ	2：白鳥	3：くちびる
リンゴ	サングラス	接着剤

4：弓矢	5：太ったおなか	6：ゾウの鼻
恐竜	ボール	バーベル

7：ブーメラン	8：めがね	9：オタマジャクシ
カラス	ペンキ	ペットボトル

関連センサードリル❸

3

上段の数字を似た形のものに置き換え、下段の言葉と組み合わせて面白いイメージをつくりましょう。イメージできたら

149ページへ。

1	2	3
パイナップル	たばこ	トウガラシ

4	5	6
扇風機	のこぎり	ケーキ

7	8	9
東京タワー	花火	とうふ

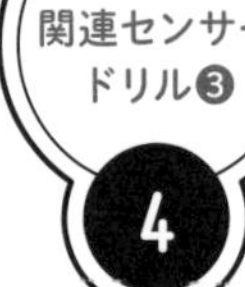

上段の言葉と下段の数字を組み合わせてイメージをつくってください。イメージできたら150ページへ。

シャンプー	ダイコン	ノート
5本	1本	4冊

電池	トイレットペーパー	トマト
7本	2個	3個

タオル	缶詰	スプーン
8枚	6個	9本

下段の言葉は、上段の数字に形が似ているものです。下段の言葉を使って、並び通りにストーリーをつくりましょう。完成したら151ページへ。

8	2	1	0	4	5	3
サングラス	アヒル	バット	ボール	ヨット	太ったおなか	お尻

数字を似た形のものに置き換えてイメージ化し、並び通りにストーリーをつくりましょう。完成したら152ページへ。

5	0	7	1	4	9	8

関連センサードリル❸

1

141ページでつくったイメージを思い出しながら空欄の言葉を埋めてください。

1:	2:	3:

4:	5:	6:

7:	8:	9:

関連センサードリル❸

2

142ページでつくったイメージを思い出しながら空欄の言葉を埋めてください。

5：	9：	6：

2：	7：	1：

4：	3：	8：

関連センサードリル❸

3

143ページでつくったイメージを思い出しながら空欄に入る数字や言葉を埋めてください。

2		
	扇風機	東京タワー

5	3	
		花火

		1
ケーキ	とうふ	

関連センサードリル❸

4

144ページでつくったイメージを思い出しながら空欄を埋めてください。

トマト	タオル	電池

ダイコン	スプーン	缶詰

ノート	トイレットペーパー	シャンプー

関連センサードリル❸

5

145ページでつくったストーリーを思い出しながら空欄の数字を埋めてください。

146ページでつくったストーリーを思い出しながら空欄の数字を埋めてください。

関連センサードリルの答え

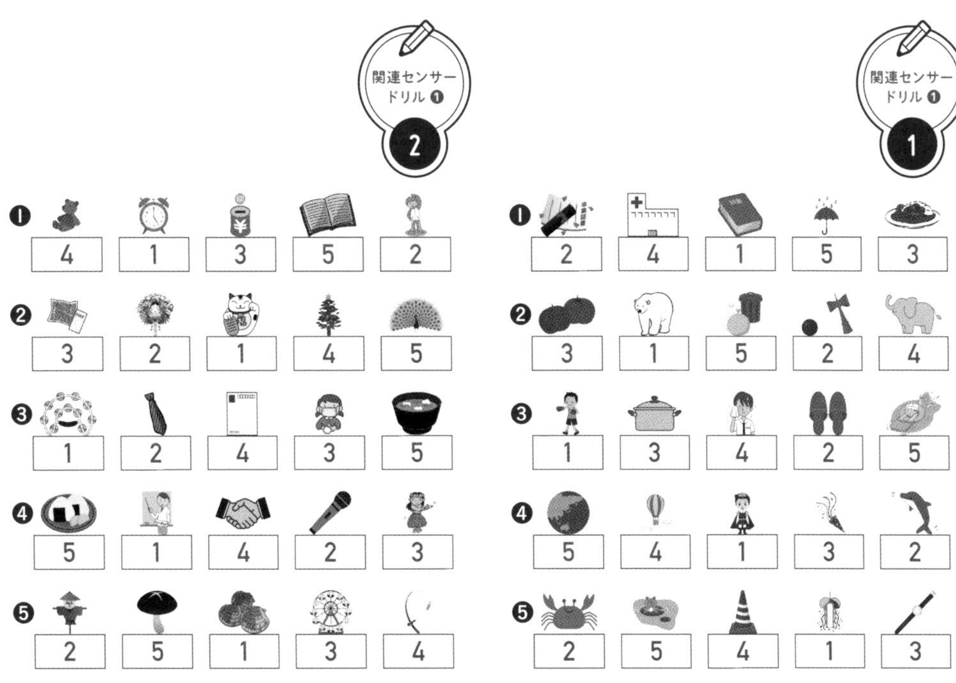

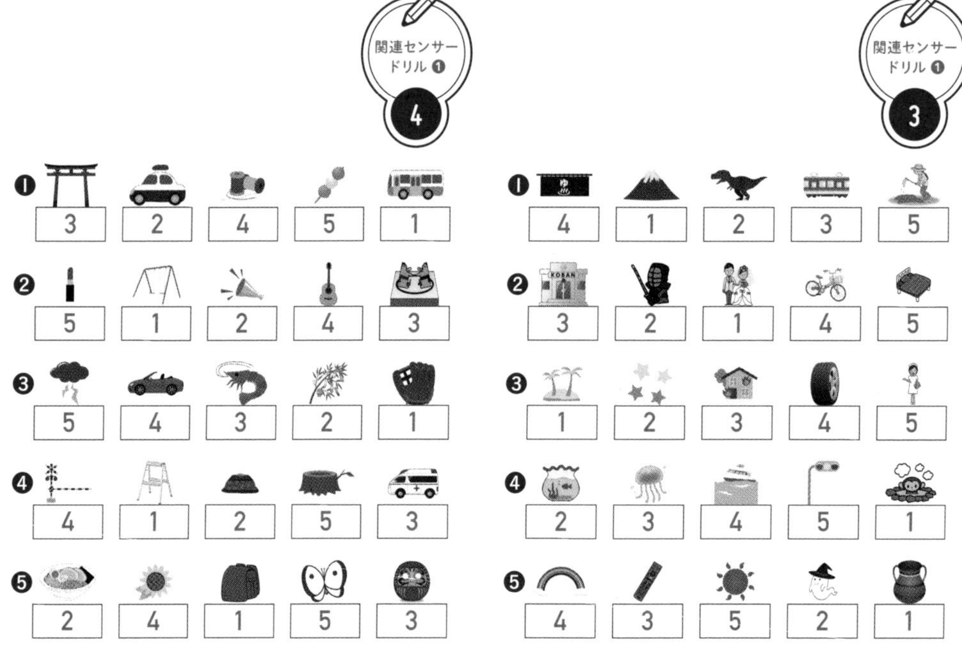

関連センサードリル❶ 4

❶	3	2	4	5	1
❷	5	1	2	4	3
❸	5	4	3	2	1
❹	4	1	2	5	3
❺	2	4	1	5	3

関連センサードリル❶ 3

❶	4	1	2	3	5
❷	3	2	1	4	5
❸	1	2	3	4	5
❹	2	3	4	5	1
❺	4	3	5	2	1

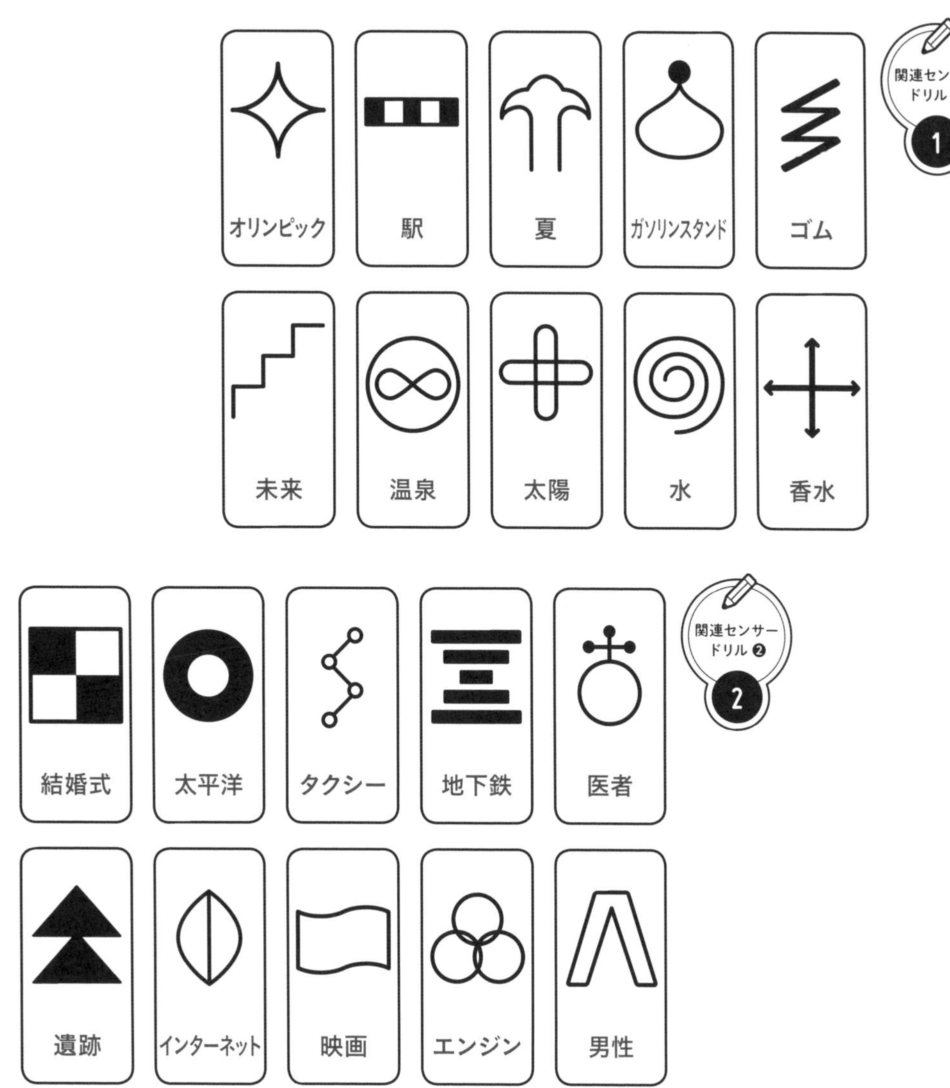
関連センサードリル❷
1
オリンピック
駅
夏
ガソリンスタンド
ゴム
未来
温泉
太陽
水
香水
関連センサードリル❷
2
結婚式
太平洋
タクシー
地下鉄
医者
遺跡
インターネット
映画
エンジン
男性

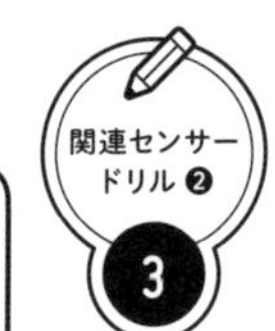

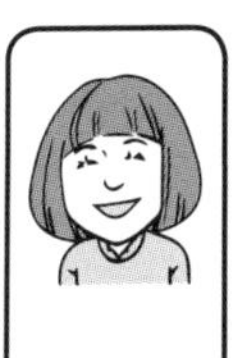
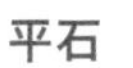
平石

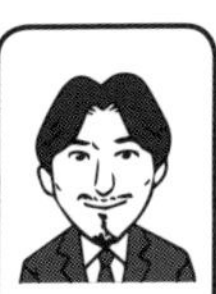
野尻

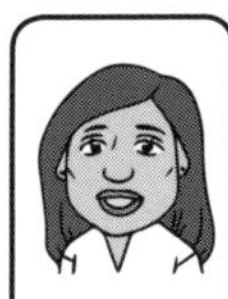
バラクリ
シュナン

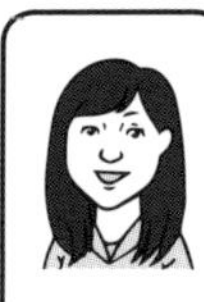
桜井

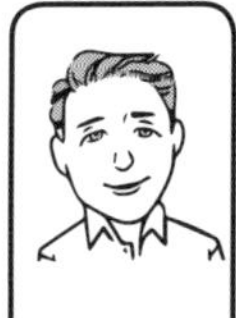
エインズ
ワース

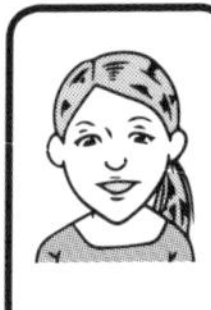
シェーン
ベルク

ベッド
フォード

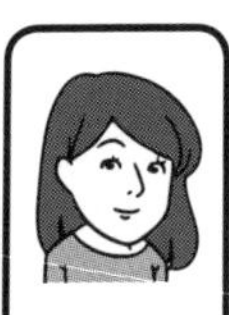
望月

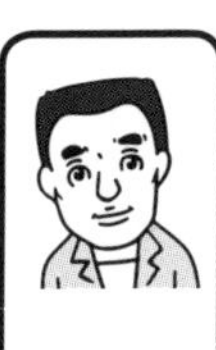
遠山

羽田

1：煙突	2：アヒル	3：耳
ゴリラ	スケート	洗たくばさみ

4：ヨット	5：カギ	6：さくらんぼ
ゾウ	えんぴつ削り	みそ汁

7：ハンマー	8：雪だるま	9：テニスラケット
玉子	ニンジン	トマト

5：太ったおなか	9：オタマジャクシ	6：ゾウの鼻
ボール	ペットボトル	バーベル

2：白鳥	7：ブーメラン	1：えんぴつ
サングラス	カラス	リンゴ

4：弓矢	3：くちびる	8：めがね
恐竜	接着剤	ペンキ

2	4	7
たばこ	扇風機	東京タワー

5	3	8
のこぎり	トウガラシ	花火

6	9	1
ケーキ	とうふ	パイナップル

トマト	タオル	電池
3 個	8 枚	7 本

ダイコン	スプーン	缶詰
1 本	9 本	6 個

ノート	トイレット ペーパー	シャンプー
4 冊	2 個	5 本

8	2	1	0	4	5	3
サングラス	アヒル	バット	ボール	ヨット	太ったおなか	お尻

ストーリー例

サングラス（8）をかけた**アヒル**（2）が口にくわえている**バット**（1）で**ボール**（0）を打った。そのボールが**ヨット**（4）に乗っていた**太ったおなか**（5）の人の**お尻**（3）にぶつかりその人が海に落ちた。

関連センサー
ドリル ❸
6

5	0	7	1	4	9	8

ストーリー例

カギ（5）をドアのカギ穴（0）に入れて回そうとしたが開かなかったので、**斧**（7）でドアを壊し部屋に入った。暗かったので**ロウソク**（1）に火をつけたところ**旗**（4）が飾ってあり小さく何かが描かれていた。**虫メガネ**（9）でよく見るとそこには**雪だるま**（8）が描かれていた。

池田義博（いけだ・よしひろ）

「2019年度 記憶力日本選手権大会」優勝者。日本人初「世界記憶力グランドマスター」獲得者。
記憶術と出合ったことがきっかけで記憶力に興味をもち、記憶力日本選手権大会に出場。40代なかばでの初出場にもかかわらず、10か月の練習で優勝を果たす。その後2019年まで、6度出場し、すべて優勝。また2013年にロンドンで開催された世界記憶力選手権において日本人初の「世界記憶力グランドマスター」の称号を獲得。
現在は記憶力も含め、世のなかの多くの人たちの「脳力」向上に貢献することを自身のミッションとして活動中。テレビ・ラジオの出演および著書多数。前著に『見るだけで勝手に記憶力がよくなるドリル』『見るだけで勝手に記憶力がよくなるドリル2』（ともに小社）などがある。
アクティブ・ブレイン協会テクニカルディレクター。ライフキネティックジャパン・アンバサダー。

池田義博オフィシャルサイト
https://ikedayoshihiro.com

見るだけで
勝手に記憶力がよくなるドリル3

2020年7月 1日　初版印刷
2020年7月15日　初版発行

著者　池田義博

発行人　植木宣隆

発行所　株式会社サンマーク出版
〒169-0075　東京都新宿区高田馬場2-16-11
03-5272-3166（代表）

印刷　共同印刷株式会社

製本　株式会社若林製本工場

ISBN978-4-7631-3838-5　C2036
サンマークホームページ　https://www.sunmark.co.jp